肿瘤治疗中
肺部并发症病因解析

——基于肺部影像改变和临床特征

彭 玲 李 达◎主编

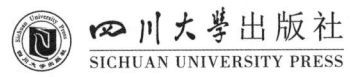

图书在版编目（CIP）数据

肿瘤治疗中肺部并发症病因解析：基于肺部影像改变和临床特征 / 彭玲，李达主编. — 成都：四川大学出版社，2022.7
ISBN 978-7-5690-5559-7

Ⅰ.①肿… Ⅱ.①彭… ②李… Ⅲ.①肿瘤－并发症 ②肺疾病－影像诊断 Ⅳ.① R730.6 ② R563.04

中国版本图书馆CIP数据核字(2022)第114607号

书　　名：	肿瘤治疗中肺部并发症病因解析——基于肺部影像改变和临床特征
	Zhongliu Zhiliao zhong Feibu Bingfazheng Bingyin Jiexi——Jiyu Feibu Yingxiang Gaibian he Linchuang Tezheng
主　　编：	彭　玲　李　达
选题策划：	周　艳
责任编辑：	周　艳
责任校对：	张　澄
装帧设计：	墨创文化
责任印制：	王　炜
出版发行：	四川大学出版社有限责任公司
	地址：成都市一环路南一段24号（610065）
	电话：（028）85408311（发行部）、85400276（总编室）
	电子邮箱：scupress@vip.163.com
	网址：https://press.scu.edu.cn
印前制作：	成都完美科技有限责任公司
印刷装订：	四川盛图彩色印刷有限公司
成品尺寸：	185mm×260mm
印　　张：	10.5
字　　数：	223千字
版　　次：	2022年7月 第1版
印　　次：	2022年7月 第1次印刷
定　　价：	58.00元

四川大学出版社
微信公众号

本社图书如有印装质量问题，请联系发行部调换

版权所有　◆侵权必究

编委会

编委：

彭　玲	四川省肿瘤医院
李　达	四川省肿瘤医院
周秋曦	四川省肿瘤医院
周　鹏	四川省肿瘤医院
王　可	四川大学华西医院
邱志新	四川大学华西医院
王吕雨	电子科技大学医学院硕士研究生（在读）

病例提供者及审核者（按出现顺序排序）：

周秋曦	四川省肿瘤医院综合内科
杨晓樽	四川省肿瘤医院胸外科
彭　玲	四川省肿瘤医院综合内科
杨晓军	四川省肿瘤医院胸外科
周　鹏	四川省肿瘤医院影像医学中心
姚　权	四川省肿瘤医院放疗中心
王吕雨	电子科技大学医学院硕士研究生（在读）
徐珊玲	四川省肿瘤医院ICU
徐　珂	四川省肿瘤医院放疗中心
胡　彬	四川省肿瘤医院胸外科
梁靖媛	四川省肿瘤医院综合内科
杨　业	四川省肿瘤医院肿瘤内科中心
李　娟	四川省肿瘤医院肿瘤内科中心
徐　鹏	四川省肿瘤医院放疗中心
王卫东	四川省肿瘤医院放疗中心
李　达	四川省肿瘤医院综合内科
梁　龙	四川省肿瘤医院放疗中心
王奇峰	四川省肿瘤医院放疗中心
王　毅	四川省肿瘤医院放疗中心
张　伟	四川省肿瘤医院放疗中心

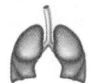

肿瘤治疗中肺部并发症病因解析
——基于肺部影像改变和临床特征

黄叶才	四川省肿瘤医院放疗中心
李厨荣	四川省肿瘤医院放疗中心
张　鹏	四川省肿瘤医院放疗中心
黄　睿	四川省肿瘤医院放疗中心
李　力	四川省肿瘤医院淋巴瘤病区
任苑蓉	四川省肿瘤医院淋巴瘤病区
赵　晶	四川省肿瘤医院综合内科
张石川	四川省肿瘤医院放疗中心
蔡晓红	四川省肿瘤医院肿瘤内科中心
罗裕坤	四川省肿瘤医院放疗中心
李　鑫	四川省肿瘤医院肿瘤内科中心
魏　阳	四川省肿瘤医院肿瘤内科中心
贾洪源	四川省肿瘤医院放疗中心
邱志新	四川大学华西医院呼吸与危重症医学科
王　可	四川大学华西医院呼吸与危重症医学科
胥萍瑶	四川省肿瘤医院肿瘤精准检测中心
卢　松	四川省肿瘤医院ICU
陈文力	四川省肿瘤医院放疗中心
魏　雯	四川省肿瘤医院淋巴瘤病区
王　祥	四川省肿瘤医院胸外科
庄　翔	四川省肿瘤医院胸外科
段凤仪	四川省肿瘤医院儿科
马　雪	四川省肿瘤医院药学部
董　航	四川省肿瘤医院急诊综合科
王久惠	四川省肿瘤医院急诊综合科
游　舟	四川省肿瘤医院综合内科
马家宝	四川省肿瘤医院放疗中心
王　捷	四川省肿瘤医院放疗中心
吕家华	四川省肿瘤医院放疗中心
田　路	四川省肿瘤医院综合内科
芮元祎	四川省肿瘤医院胃肠外科中心
郑阳春	四川省肿瘤医院胃肠外科中心
赵　新	四川省肿瘤医院肿瘤内科中心
王海清	四川省肿瘤医院肝胆胰外科
冯燮林	四川省肿瘤医院肝胆胰外科
刁　鹏	四川省肿瘤医院放疗中心

序

恶性肿瘤是全球发病率非常高的疾病之一，科学研究者和医务工作者攻克恶性肿瘤，从起初的肿瘤治疗学的三大支柱——肿瘤外科学、肿瘤放射治疗学、肿瘤化学药物治疗学，到1987年，科学家们首次确定表皮生长因子受体（EGFR）可用于对非小细胞肺癌靶向治疗，再到2013年Science上发表的免疫疗法将给恶性肿瘤治疗带来"转折点"，至今我国全面开启肿瘤免疫治疗的新时代已经3年余，很大程度上改善了肿瘤患者的预后。

然而，伴随多种肿瘤治疗手段出现的还有更多更复杂的治疗相关不良反应。精准医学时代，肿瘤专科医生需要感染专业、呼吸与危重医学专业、心血管专业等专科医生协同管理肿瘤治疗中的并发症和（或）合并症，从而诞生了肿瘤呼吸病学、肿瘤心脏病学等全新亚专业学科。

四川省肿瘤医院综合内科医生，联合本院肿瘤科、四川大学华西医院肿瘤科医生，经历数年的资料收集，最终以肺部影像改变特征为导向，结合患者其他临床特征，通过病例分享的形式，总结出了肿瘤患者肿瘤治疗中可能发生的肺部并发症，也很好地诠释了肿瘤呼吸病学学科建设的必要性和重要性。

这本书有以下几个特点：

第一，内容新颖：该书的病例内容全部都是肿瘤患者在肿瘤治疗过程中肺部的并发症和（或）合并症；

第二，临床指导性强：每类病例（甚至每个病例）都有很强的代表性和特异性；

第三，体现亚专业特色：虽每个病例都是恶性肿瘤病例，但有非常强的呼吸与危重医学专科特色；

第四，授之以渔：虽是以病例分享形式进行内容表达，但更重要的是在解析临床诊疗思路；

第五，影像资料信息量大：每个病例都有完整的肺部影像资料。

该书的出版，无疑对肿瘤呼吸病学这个新兴亚专业的学科发展有重要的意义，具有较强的实践应用价值。

在此，我表示忠心的祝贺，也对该书编者们的辛勤付出表示感谢！

四川大学华西医学院

王可

2022 年 7 月

前　言

随着肿瘤诊疗水平显著提升，恶性肿瘤成为真正意义上的慢性病，积极管理肿瘤诊疗全过程中的多种并发症和（或）合并症已经受到肿瘤相关专业医生的高度重视，"肿瘤呼吸病学"等亚专业应运而生。

肿瘤诊疗过程中可能出现多种肺部并发症，如各种肺部感染、放射性肺炎、抗肿瘤药物相关肺毒性（包括免疫检查点抑制剂相关性肺炎）、肺栓塞、肺水肿等；也可能发生肿瘤的肺部浸润，如淋巴瘤肺浸润、癌性淋巴管炎等；也可能出现原来的肺部基础疾病的加重，如特发性肺纤维化急性加重、慢性阻塞性肺疾病急性加重等。肺部并发症的诊断十分复杂，本书通过数十例经典病例，从肺部影像特异性改变着手，结合患者其他临床特征（既往病史、目前的治疗过程、症状、相关检查等），剖析并解决了一些临床问题，改善了一些临床实践的方法，有助于临床医生遇到新增肺部病变时做到真正的心中有数，做到有的放矢地进行检查和治疗，改变可能存在的"只有套路没有思路，只有广覆盖没有精准诊疗"的临床现状。

本书的宗旨是：以正确的临床思维为导向，提高肿瘤患者肺部并发症的管理水平，为改善肿瘤患者生活质量、提高肿瘤患者生存率做些力所能及的工作，为"肿瘤呼吸病学"等亚专业学科的发展尽微薄之力。

彭　玲

目　　录

第一章　特发性肺纤维化急性加重 (1)
　　病例 1 (1)
　　病例 2 (5)
第二章　肺泡出血 (9)
　　病例 (9)
第三章　肿瘤超进展 (13)
　　病例 1 (13)
　　病例 2 (18)
第四章　放射性肺炎 (22)
　　病例 1 (22)
　　病例 2 (25)
　　病例 3 (27)
　　病例 4 (30)
　　病例 5 (33)
　　病例 6 (35)
第五章　肺淋巴瘤 (38)
　　病例 1 (38)
　　病例 2 (40)
第六章　淋巴瘤肺浸润 (43)
　　病例 (43)
第七章　免疫检查点抑制剂相关性肺炎 (51)
　　病例 1 (51)
　　病例 2 (55)
　　病例 3 (59)
　　病例 4 (67)
　　病例 5 (73)
　　病例 6 (75)
　　病例 7 (76)

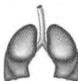

第八章 肺部感染 (82)

第一节 耶氏肺孢子菌肺炎 (82)
- 病例1 (82)
- 病例2 (86)
- 病例3 (90)
- 病例4 (94)
- 病例5 (98)

第二节 肺结核 (102)
- 病例1 (102)
- 病例2 (105)

第三节 肺曲霉病 (109)
- 病例1 (109)
- 病例2 (112)

第四节 侵袭性镰刀菌病 (115)
- 病例 (115)

第五节 侵袭性隐球菌病 (118)
- 病例 (118)

第六节 气管食管瘘伴感染 (124)
- 病例 (124)

第七节 食管纵隔瘘伴感染 (127)
- 病例 (127)

第八节 病毒性肺炎 (128)
- 病例 (128)

第九节 异物吸入性肺炎 (134)
- 病例 (134)

第十节 药物相关性间质性肺疾病 (137)
- 病例1 (137)
- 病例2 (140)

第九章 急性肺水肿 (145)
- 病例 (145)

第十章 慢性嗜酸性粒细胞性肺炎 (148)
- 病例 (148)

第十一章 肺栓塞 (153)
- 病例1 (153)
- 病例2 (154)

第一章　特发性肺纤维化急性加重

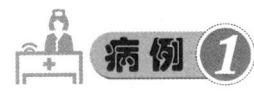

患者，男，66岁。因"右肺下叶鳞癌"于2021年2月23日行手术治疗。

术前胸部CT：

1. 右下肺外后基底段团块影。
2. 双肺胸膜下（以双下肺分布为主）网格状影。
3. 可见牵拉性支气管扩张。

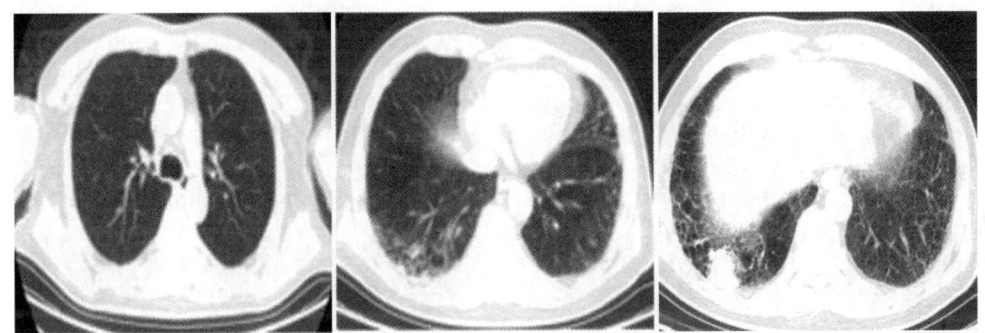

术后患者出现气紧，无明显咳嗽、咳痰，无发热。外科医生先后给予哌拉西林钠/他唑巴坦钠（特治星）、美罗培南抗感染等治疗，但气紧症状未改善，并伴发快速型心房纤颤，心室率达170-190次/分。

术后因气紧做的相关辅助检查：

1. 炎性指标检查：

1）血常规：白细胞计数$8.29×10^9$/L，中性粒细胞计数$7.17×10^9$/L，中性粒细胞比率86.5%，淋巴细胞计数$1.1×10^9$/L。

2）C反应蛋白（CRP）：103mg/L。

3）血沉：29mm/h。

4）降钙素原（PCT）：<0.1ng/mL。

2. 微生物检查：

1）呼吸道病原体八项（甲型流感病毒、乙型流感病毒、呼吸道合胞病毒A型和B

型、腺病毒、肺炎衣原体、肺炎支原体、嗜肺军团菌）核酸检查：阴性。

2）两次痰查细菌、真菌（涂片+培养）：阴性。

3）血清 G 实验：28.69pg/mL。

3. 血气分析：pH，7.51；$PaCO_2$，30.0mmHg；PaO_2，49.0mmHg；$PA-aDO_2$，141.0mmHg；PaO_2/FiO_2，233mmHg。

4. NT-proBNP：321pg/mL。

术后第 5 天复查胸部 CT：

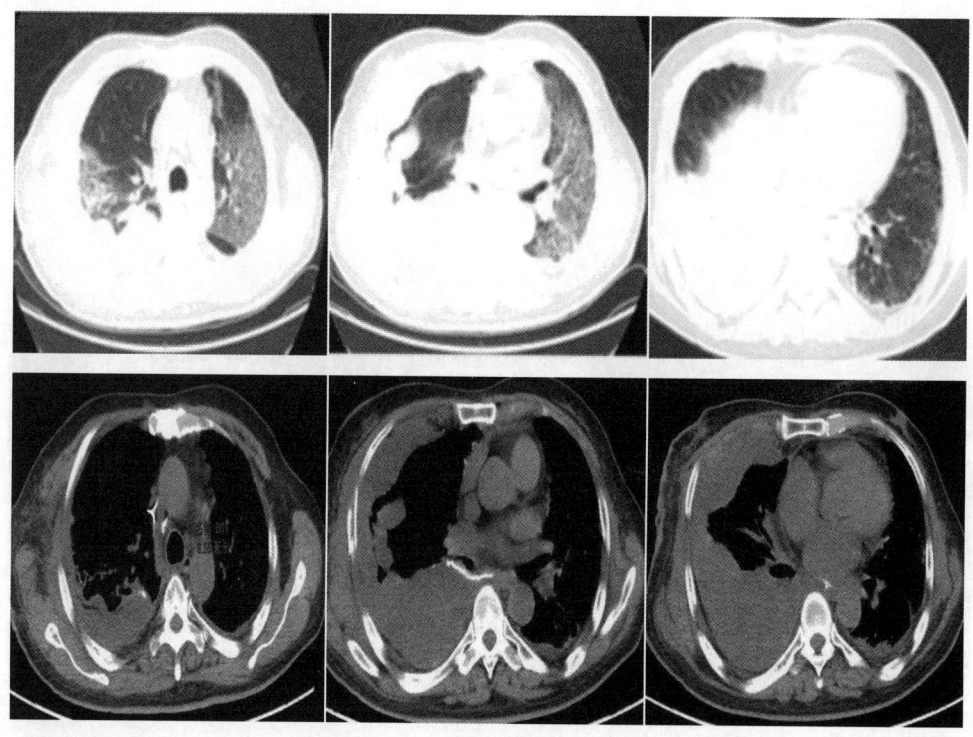

病史特点：

1. 患者术前胸部 CT：双肺胸膜下、双肺底为主网格状影，伴有外周分布的牵拉性支气管扩张和少许蜂窝影。

2. 术后以气紧症状为主，无明显咳嗽、咳脓痰。

3. 双肺可闻及弥漫性的 Velcro 啰音。

4. 血象、PCT、痰的性状不支持细菌感染。

5. 呼吸道常见病原体检查阴性。

6. 术后胸部 CT：双肺新增广泛分布磨玻璃影，网格状影明显加重，少许实变影。

7. 血气分析：PaO_2 降低，$PA-aDO_2$ 升高，$PaCO_2$ 稍降低。

8. 术前肺功能：限制性通气功能障碍、弥散功能（D_LCO）减弱［术前肺功能：用力肺活量（FVC）2.44L（预计值 3.14L）；第一秒用力呼气容积/用力肺活量（FEV_1/

FVC）94%；弥散功能为预计值的 75.4%]。

9. NT-proBNP 正常。

10. 抗生素治疗无效。

追问病史：

1. 无系统性红斑狼疮、类风湿关节炎等结缔组织病史。

2. 无长期胺碘酮、中药等用药史。

3. 无环境、职业等暴露史（如霉菌、羽绒、动物、铜铅钢等金属粉尘、木屑、植物粉尘、石材抛光及切割等）。

诊断： 特发性肺纤维化急性加重（AE-IPF）。

治疗： 从 2021 年 3 月 5 日开始给予甲基泼尼松龙 40mg q12h，抗生素降阶梯为阿莫西林-克拉维酸钾。

患者症状很快好转，治疗 2 周后复查胸部 CT：

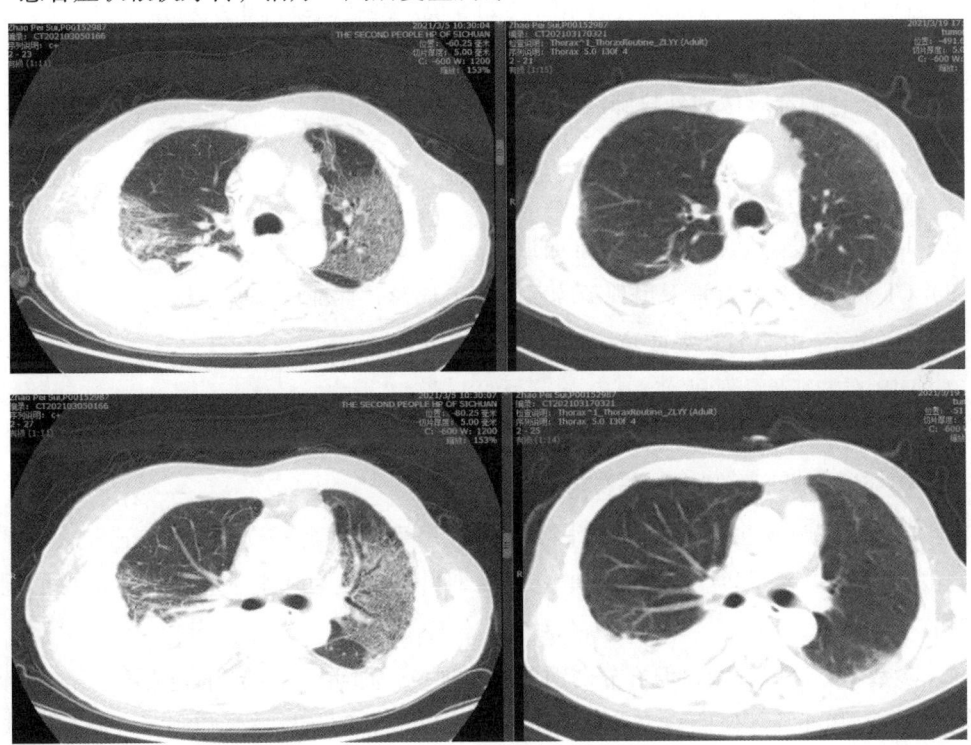

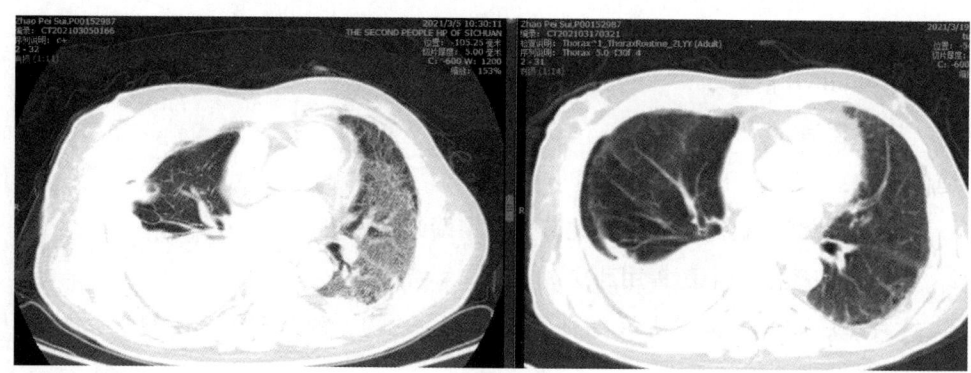

文献复习：

1. 特发性肺纤维化（IPF）[普通型间质性肺炎（UIP）是最常见类型]的诊断及急性加重的诊断参照《内科学（第9版）》中的"特发性肺纤维化"部分[1]。

IPF 的诊断：

1）间质性肺疾病，但排除其他原因（如环境、药物、结缔组织病等）；

2）胸部影像表现为 UIP 型；

或3）联合胸部影像和外科肺活检病理表现诊断为 UIP 型。

AE-IPF 的诊断：

1）过去或现在诊断为 IPF。

2）1 个月内发生显著的呼吸困难加重。

3）CT 表现为 UIP 背景下出现新的双肺磨玻璃影，伴或不伴实变影。

4）不能完全由心力衰竭或液体过载解释。

2. UIP 有特征性影像改变：

1）病变呈网格状、蜂窝状改变，伴或不伴牵拉性支气管扩张。

2）病变以胸膜下、基底部分布为主[1]。

3. IPF 是肺癌发生的独立危险因素，IPF 患者发生肺癌的风险为正常人群的 5 倍，其发病率为 3%-22%[2]，多见于中老年吸烟男性，多为发生于肺纤维化部位的周围型肺癌。

4. 多数 IPF 进展缓慢，但部分诱因下可出现急性加重。常见诱因包括感染、肺毒性药物、误吸、胸部及其他外科手术和操作等，尤其是 IPF 合并肺部肿瘤时行肺切除术易诱发 AE-IPF[3]。

5. 术前肺纤维化范围广、肺弥散功能严重降低、手术创伤大、男性等因素，使围术期 AE-IPF 风险显著升高，死亡风险也明显升高[4]。

【参考文献】

1. 葛均波，徐永健，王辰. 内科学[M]. 9 版. 北京：人民卫生出版社，2018.

2. Tzouvelekis A, Gomatou G, Bouros E, et al. Common pathogenic mechanisms between idiopathic pulmonary fibrosis and lung cancer [J]. Chest, 2019, 156 (2): 383-391.

3. 中华医学会呼吸病学分会间质性肺病学组，中国医师协会呼吸医师分会间质性肺疾病工作委员会. 特发性肺纤维化急性加重诊断和治疗中国专家共识 [J]. 中华医学杂志，2019, 99 (26)：2014-2023.

4. 汤海，张磊，佘云浪，等. 肺癌合并特发性肺纤维化的外科治疗 [J]. 中华外科杂志，2019, 57 (12)：956-960.

病例提供：周秋曦，杨晓樽
审核：彭玲，杨晓军，周鹏

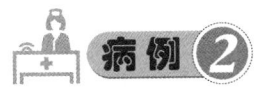

患者，男，66岁。

主诉：左肺上叶非特殊型非小细胞癌放疗后，2周期化疗后1月余，气紧1周。

入院日期：2021年8月16日。

病史：患者因咳嗽于2021年4月22日行胸部CT示左肺上叶前段见一最大径约32mm肿块影，可见分叶、血管聚集、支气管截断，纵隔、左肺门淋巴结明显增大。病理示：非小细胞肺癌。免疫组化示：P63（散在+），P40（灶+），Ki-67（+，30%），提示鳞癌。

初诊时胸部CT：左肺上叶前段见一最大径约32mm肿块影，双肺小叶间隔增厚，以双下肺为主，左下肺胸膜下后基底段呈网格状改变，可见牵拉性支气管扩张。

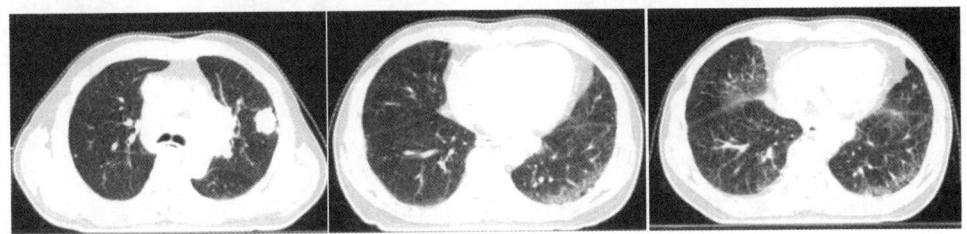

患者治疗经过：

时间	方案	周期	疗效评估
2021.05.21/06.18	顺铂 40mg d1-3+紫杉醇 210mg d1	2	PR

续表

时间	方案	周期	疗效评估
2021.06.07—2021.08.10	第一阶段分次剂量：GTV L lung 3.0Gy/f，GTV N1 3.0Gy/f，GTV N2 2.5Gy/f，bid，行 6 次；第二阶段分次剂量：GTV L lung 3.0Gy/f，GTV N1 3.0Gy/f，GTV N2 2.5Gy/f，bid，行 4 次；第三阶段分次剂量：GTV L lung 3.5Gy/f，GTV N1 3.0Gy/f，GTV N2 3.0Gy/f，已行 10 次		

治疗中随访（2021 年 7 月 21 日）胸部 CT：肿瘤病灶在缩小，双下肺间质病灶比较稳定。

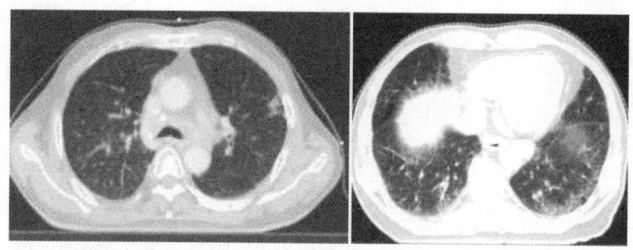

放疗结束后 1 周，患者出现气紧，伴咳嗽、少痰。

胸部 CT（2021 年 8 月 16 日）：双肺广泛磨玻璃结节、磨玻璃片状影、网格状影，以双肺胸膜下、双下肺基底部、支气管血管束周围分布为主，可见牵拉性支气管扩张。肺部新增病变与放射野无关。

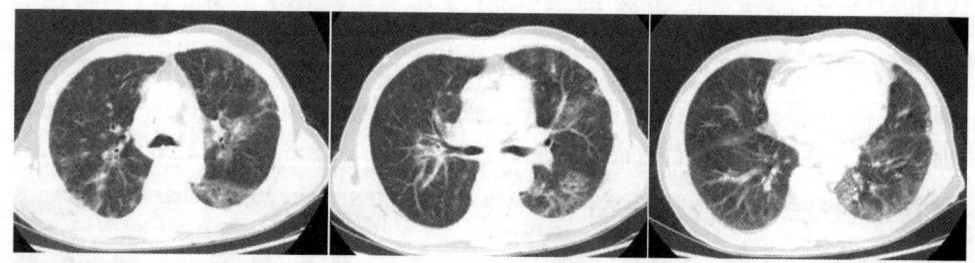

完善相关检查：

1. 微生物检查：

1）呼吸道病原体八项（甲型流感病毒、乙型流感病毒、腺病毒、呼吸道合胞病毒 A 型和 B 型、肺炎衣原体、肺炎支原体、嗜肺军团菌）核酸检查：阴性。

2）两次痰查细菌、真菌（涂片+培养）：阴性。

2. 炎性指标检查：

1）血常规：白细胞计数 $3.69 \times 10^9/L$，中性粒细胞计数 $2.97 \times 10^9/L$，中性粒细胞比率 80.5%，淋巴细胞计数 $0.30 \times 10^9/L$，淋巴细胞比率 8.1%。

2）CRP：173.61mg/L。

3）PCT：0.14ng/mL。

3. 血气分析：pH，7.48；$PaCO_2$，33.0mmHg；PaO_2，83.0mmHg；PA-aDO_2，100.0mmHg；PaO_2/FiO_2，251mmHg。

4. NT-proBNP：113pg/mL。

病史特点：

1. 肿瘤治疗前胸部CT：双肺小叶间隔增厚，双肺胸膜下、基底部（左下肺为主）呈网格状影，伴有外周分布的牵拉性支气管扩张，应该考虑肺恶性肿瘤合并IPF。

2. 放、化疗后出现气紧，无明显咳嗽、咳脓痰。

3. 血象、PCT、痰的性状不支持细菌感染。

4. 呼吸道常见病原体检查阴性。

5. NT-proBNP正常。

6. 症状加重后胸部影像：双肺广泛磨玻璃结节、磨玻璃片状影、网格状影，以双肺胸膜下、双下肺基底部、支气管血管束周围分布为主，可见牵拉性支气管扩张。肺部新增病变与放射野无关。

7. 血气分析：PaO_2降低，PA-aDO_2升高，$PaCO_2$稍降低。

考虑主要诊断： AE-IPF。

给予头孢曲松抗感染、甲基泼尼松龙抗炎等治疗，于2021年8月20日复查胸部CT：双肺广泛分布网格状影和磨玻璃影范围较前进一步扩大，支气管血管束增粗，其周围散在小斑片实变影。

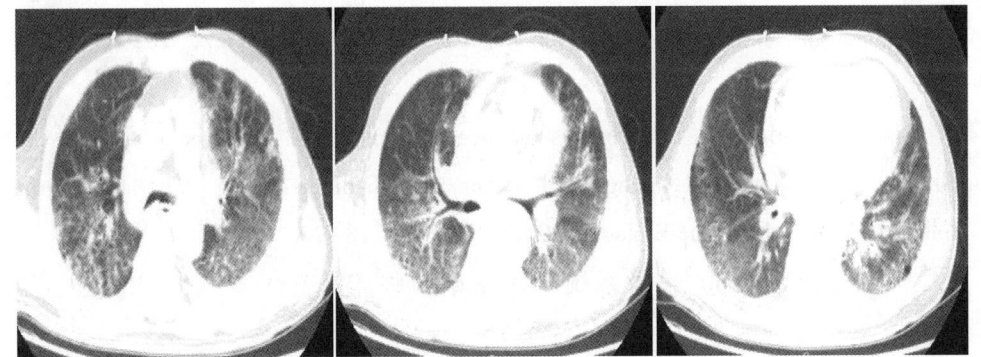

虽继续积极进行激素治疗，加强抗感染（哌拉西林钠/他唑巴坦钠），给予治疗剂量的磺胺等，2021年8月26日复查胸部CT：双肺广泛磨玻璃片状影、斑片影和网格状影总体较2021年8月20日稍有改善，但家属仍坚持放弃治疗，回家后患者死于呼吸衰竭。

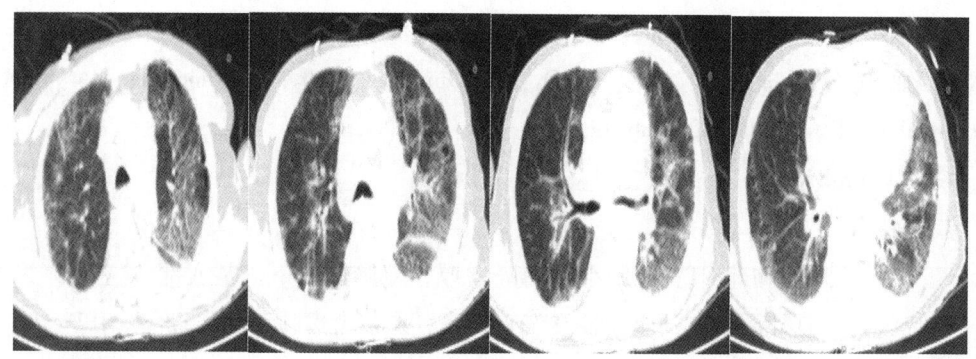

文献复习：

1. AE-IPF 可发生在疾病病程中的任何时间，多种因素均可导致 IPF 患者急性加重事件的发生。文献报道的外部因素包括感染、误吸、空气污染、侵袭性操作、药物等；内部因素有上皮损伤和自身免疫因素等[1]。其中内部因素导致肺泡上皮细胞受到损伤时，损伤的细胞表达的一系列细胞因子，参与成纤维细胞的增殖、分化，使肺泡结构发生变化，同时其分泌的细胞因子刺激成纤维细胞与Ⅱ型肺泡上皮细胞增殖，肺间质细胞激活，加速了肺纤维化进程[2]。这个病理损伤过程非常类似放射性肺炎的病理生理改变[3]过程。因此考虑放射损伤导致该患者 IPF 急性加重。

2. AE-IPF 患者病死率在 50% 以上，预后极其凶险[4]。

【参考文献】

1. Farrand E, Vittinghoff E, Ley B, et al. Corticosteroid use is not associated with improved outcomes in acute exacerbation of IPF ［J］. Respirology, 2020, 25（6）: 629-635.

2. Beers MF, Moodley Y. When is an alveolar type 2 cell an alveolar type 2 cell? A conundrum for lung stem cell biology and regenerative medicine ［J］. American Journal of Respiratory Cell and Molecular Biology, 2017, 57（1）: 18-27.

3. 李为民，刘伦旭. 呼吸系统疾病基础与临床 ［M］. 北京：人民卫生出版社，2017.

4. Ryerson CJ, Cottin V, Brown KK, et al. Acute exacerbation of idiopathic pulmonary fibrosis: shifting the paradigm ［J］. The European Respiratory Journal, 2015, 46（2）: 512-520.

病例提供：周秋曦，姚权，王吕雨

审核：彭玲，徐珊玲，徐珂

第二章 肺泡出血

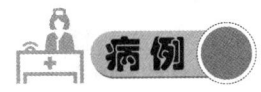

患者，男，64岁。因右肺上叶腺癌于2021年3月23日住院行根治性手术治疗。

住院时，术前患者胸部CT：

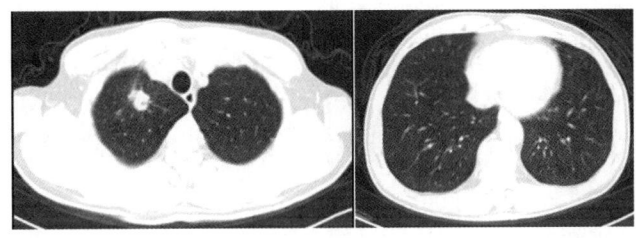

术后：

1. 患者一直咳嗽、咯血，开始每天约20mL，以后逐渐减少至5-10mL。
2. 胸引管引流出血性胸腔积液。
3. 气紧明显（血气分析：pH 7.54，$PaCO_2$ 31.0mmHg，PaO_2 52.0mmHg，$PA\text{-}aDO_2$ 89mmHg，PaO_2/FiO_2 203mmHg）。
4. 低-中度发热（37.8℃-38.9℃）。
5. 中度贫血（血红蛋白76-82g/L，术前血红蛋白116g/L）。
6. 呼吸道病原体八项（甲型流感病毒、乙型流感病毒、呼吸道合胞病毒A型和B型、腺病毒、肺炎衣原体、肺炎支原体、嗜肺军团菌）核酸检查：阴性；两次痰查细菌、真菌：阴性；
7. NT-proBNP：134pg/mL。
8. 外科医生先后给予哌拉西林钠/他唑巴坦钠（特治星）、亚胺培南西司他丁钠（泰能）等治疗，患者气紧症状无改善。

术后 1 周胸部 CT：

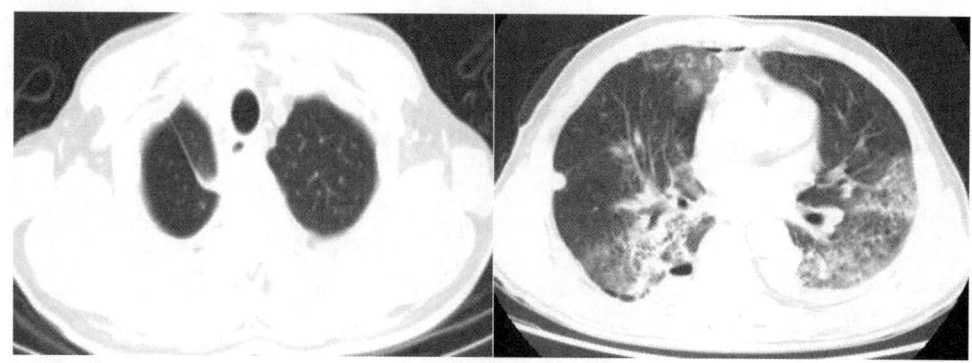

病史特点：

1. 患者右肺癌术后一直咯血，胸腔引流液呈血性。

2. 术后气紧明显，伴咳嗽、无脓痰，低-中度发热。

3. 血象、PCT、痰的性状不支持细菌感染。

4. 呼吸道常见病原体检查阴性。

5. 双下肺外后基底段为主分布磨玻璃影、实变影、斑片影等浸润影，小叶间隔增厚呈网格状。

6. NT-proBNP 正常。

7. 抗生素治疗无效。

8. 纤维支气管镜（简称"纤支镜"）：右肺上叶切除术后残端未见异常，支气管肺泡灌洗液（BALF）（右肺下叶）为淡血性，BALF 查细菌、真菌（涂片+培养）为阴性（BALF 未送病理检查）。

考虑诊断： 肺泡出血。

治疗： 从 2021 年 3 月 30 日开始给予甲基泼尼松龙 40mg qd，抗生素降阶梯为阿莫西林-克拉维酸钾。患者气紧症状迅速好转。

治疗第 8 天复查胸部 CT：

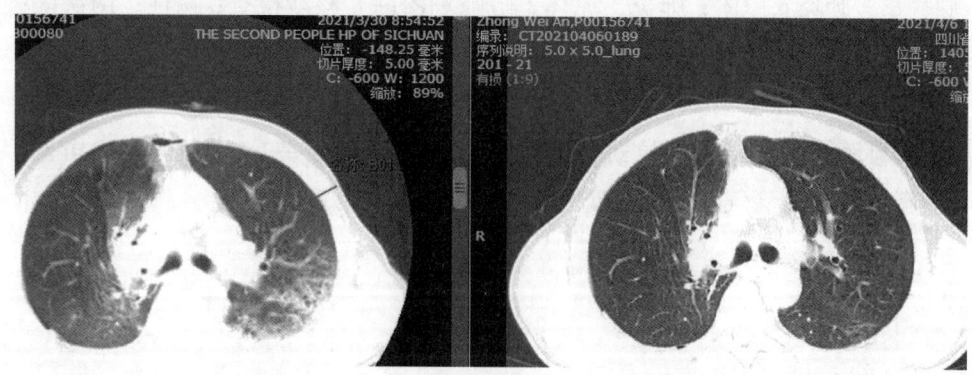

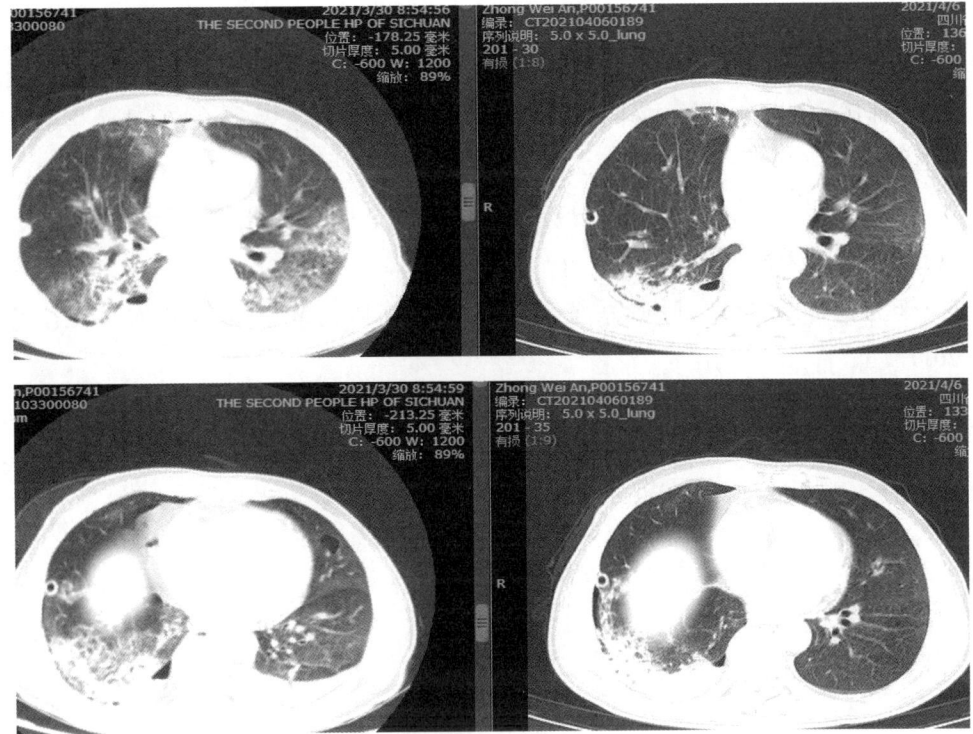

文献复习：

1. 临床中患者出现发热、咯血、呼吸困难、贫血、双肺浸润影，抗生素治疗无效时，需考虑肺泡出血。但容易误诊为肺部感染，也需要与心源性肺水肿、特发性间质性肺炎等疾病相鉴别[1]。

2. 肺泡出血胸部影像常显示：弥漫性肺部浸润影，可呈斑片状、磨玻璃影或实变影，浸润可呈对称性或单侧浸润[2]。

3. 纤支镜等检查，可帮助排除肺部感染性疾病、气道局部病变引起的出血，若多个肺段连续吸出血性液体或连续肺泡灌洗液都为血性，BALF 查见含铁血黄素巨噬细胞就可以确诊[1]。

4. 肺泡出血诊断标准（以下 4 条标准中，至少符合其中 3 条）[3]：

1）有咯血、呼吸困难、低氧血症等肺部症状。

2）影像上新出现浸润影。

3）原因不明情况下，24-48 小时血红蛋白下降至少 15g/L，且与咯血量不匹配。

4）BALF 为血性或可见含铁血黄素巨噬细胞，并排除急性肺水肿、肺栓塞、特发性含铁血黄素沉着症、严重凝血系统疾病等其他可导致上述情况的疾病。

5. 肺泡出血的根本原因在于肺泡血管受损，红细胞进入肺泡间隔和肺泡腔。该患者可能是肺部手术创伤所致。

【参考文献】

1. 张钰珊，赵子文，梁志科，等. 弥漫性肺泡出血的诊断和治疗 [J]. 实用医学杂志，2016，32（19）：3200-3204.

2. 马丁内斯·希门尼. 肺部高分辨率 CT [M]. 2 版. 赵绍宏，聂永康，主译. 北京：人民卫生出版社，2019.

3. 李为民，刘伦旭. 呼吸系统疾病基础与临床 [M]. 北京：人民卫生出版社，2017.

病例提供：周秋曦，胡彬
审核：彭玲，杨晓军

第三章　肿瘤超进展

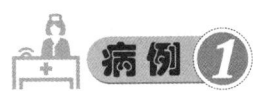

患者，女，54岁。

主诉：右肺腺癌1⁺年，多线治疗后脑转移2月余，咳嗽、气紧1⁺月。

入院日期：2020年11月6日。

病史：2019年6月诊断为右肺腺癌伴右腋窝淋巴结、右侧胸膜、胸壁转移（cTxN0M1 Ⅳ期 EGFR+）。

患者初诊时胸部CT：右下肺叶实变及不张团块灶，右侧胸腔及叶间裂积液，纵隔淋巴结肿大。

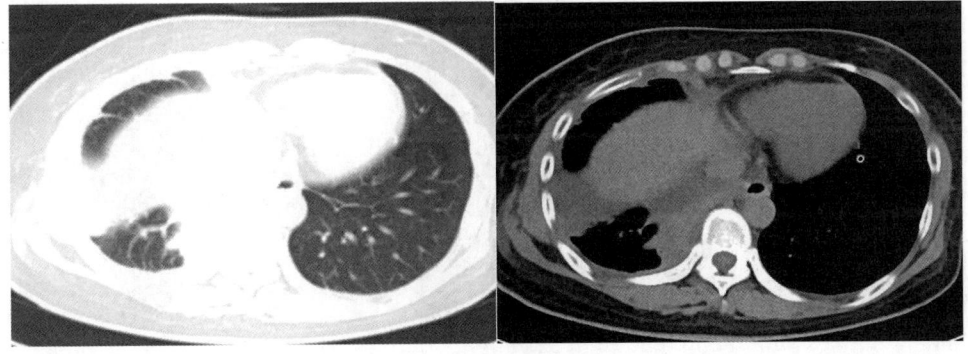

患者治疗过程及疗效评估：

时间	方案	周期	疗效评估
2019.06.21起	吉非替尼		胸部CT评估PD
2019.07.25/08.28/09.23/10.15	贝伐珠单抗400mg+培美曲塞770mg+卡铂450mg	4	化疗不良反应重
2019.11.12/12.05/12.27/2020.01.17	贝伐珠单抗400mg+培美曲塞800mg	4	胸部CT评估PD
2020.02.19/03.17	贝伐珠单抗400mg+培美曲塞800mg+卡铂400mg	2	胸部CT评估PD，考虑患者培美曲塞耐药

续表

时间	方案	周期	疗效评估
2020.04.16/05.11	贝伐珠单抗400mg+白蛋白紫杉醇400mg+卡铂400mg，	2	化疗后骨髓抑制明显
2020.04.21/05.16/06.16/07.07/07.30/08.24/09.23	阿替利珠单抗1200mg	7	
2020.06.16/07.07	贝伐珠单抗400mg+白蛋白紫杉醇200mg	2	胸部CT评估SD
2020.07.30/08.24/09.23	贝伐珠单抗400mg	3	MRI提示颅内转移
2020.09.01	全脑放疗		

从上面治疗过程可见，患者2020年4月21日开始免疫治疗，共治疗7周期。此次住院前1⁺月（2020年9月25日左右），患者无明显诱因出现咳嗽加重，无咳痰，稍有呼吸困难，行胸部CT检查（2020年10月12日）：双肺多发小斑片渗出及小结节影，在外院住院治疗，考虑免疫检查点抑制剂相关性肺炎（CIP）。给予头孢哌酮-舒巴坦、甲基泼尼松龙、祛痰、止咳等对症治疗约2周，患者咳嗽、气紧症状无缓解，转回四川省肿瘤医院。入院后复查胸部CT（2020年11月9日）：与10月12日对比，双肺以中心、下肺为主分布小结节、团块影明显增多、增大，伴磨玻璃影和斑片渗出影。

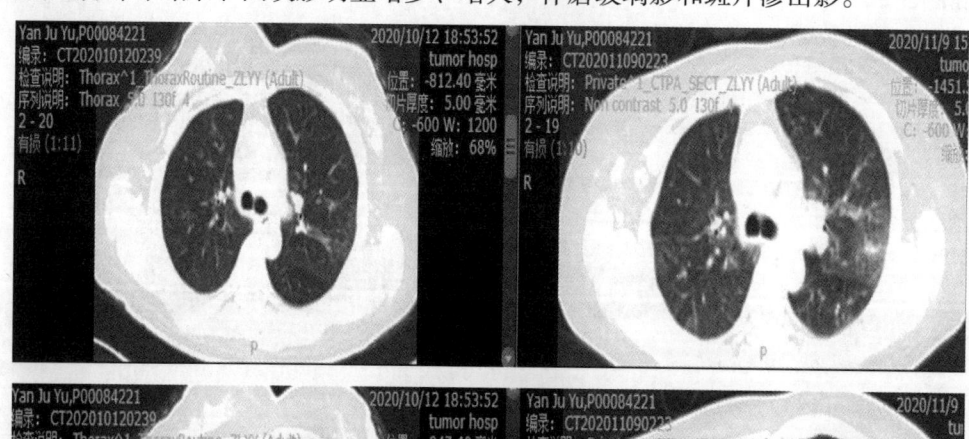

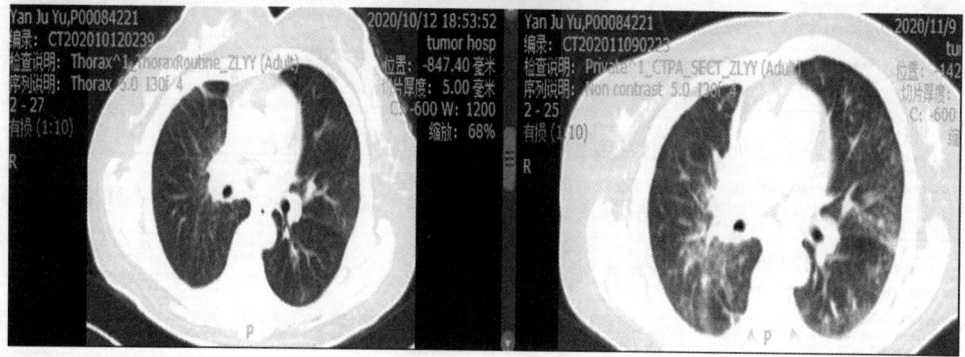

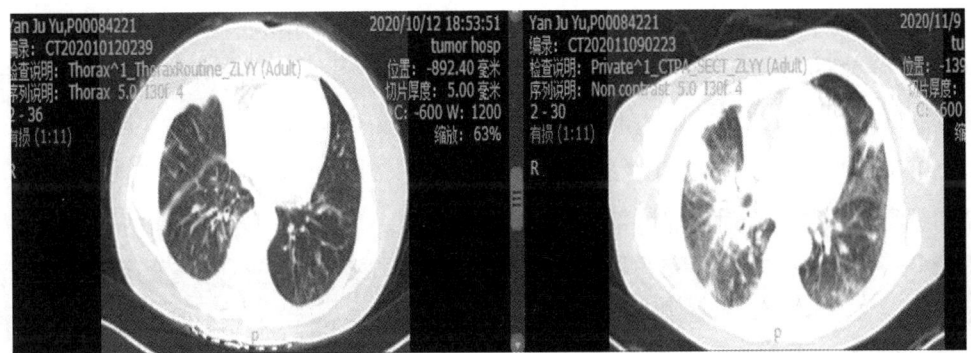

住院诊断：

1. 类固醇难治性 CIP（激素不敏感）？
2. 肺部感染（混合病原菌感染）？
3. 肿瘤进展？

积极完善检查：

1. 微生物检查：

1）呼吸道病原体八项（甲型流感病毒、乙型流感病毒、腺病毒、呼吸道合胞病毒 A 型和 B 型、肺炎衣原体、肺炎支原体、嗜肺军团菌）核酸检查：阴性。

2）两次痰查细菌、真菌（涂片+培养）：阴性。

2. 炎性指标检查：

1）血常规：白细胞计数 7.21×10^9/L，中性粒细胞计数 5.52×10^9/L，中性粒细胞比率 76.6%，淋巴细胞计数 1.73×10^9/L。

2）CRP：103mg/L。

3）血沉：29mm/h。

4）PCT：<0.1ng/mL。

3. 血气分析：pH 7.43，$PaCO_2$ 44.0mmHg，PaO_2 51.0mmHg，$PA-aDO_2$ 33mmHg，PaO_2/FiO_2 243mmHg。

4. 肿瘤标志物检查：糖类抗原 72-4（CA72-4）63.39U/mL，CA-125 277.00U/mL，细胞角蛋白 19 片段 6.84ng/mL，组织多肽特异抗原 189.80U/L，均明显升高。

住院后的治疗方案：

1. 甲基泼尼松龙 3mg/kg qd ivgtt，准备给予吗替麦考酚酯等免疫抑制治疗（等待再次排除感染）。

2. 美罗培南+万古霉素+伏立康唑广覆盖抗感染治疗等（患者Ⅰ型呼吸衰竭，气紧等全身症状非常重，遵循留人治病的原则）。

经过上述治疗，患者气紧症状仍在加重，5 天后（2020 年 11 月 14 日）复查胸部

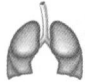

CT：双肺在 11 月 9 日结节影的部位继续增多、增大，呈团块状，结节、团块影周围伴磨玻璃影、斑片渗出影，以沿支气管血管束周围分布为主，小叶间质增厚，部分呈明显结节状，叶间裂明显增厚，肺门淋巴结肿大。

以下是 2020 年 10 月 12 日、2020 年 11 月 9 日、2020 年 11 月 14 日（这个时间点有肺窗和纵隔窗）这三个时间点胸部影像变化对比：

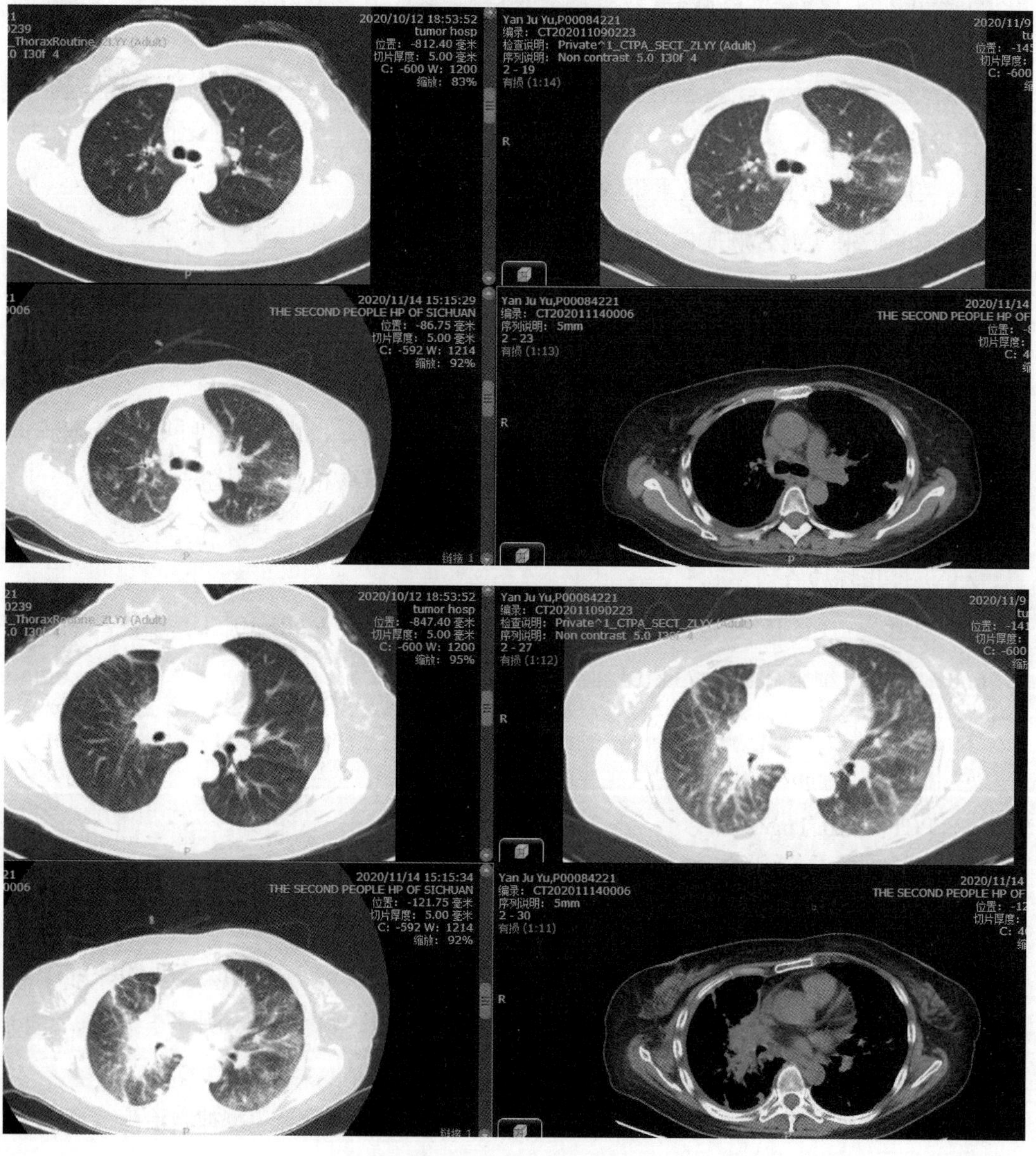

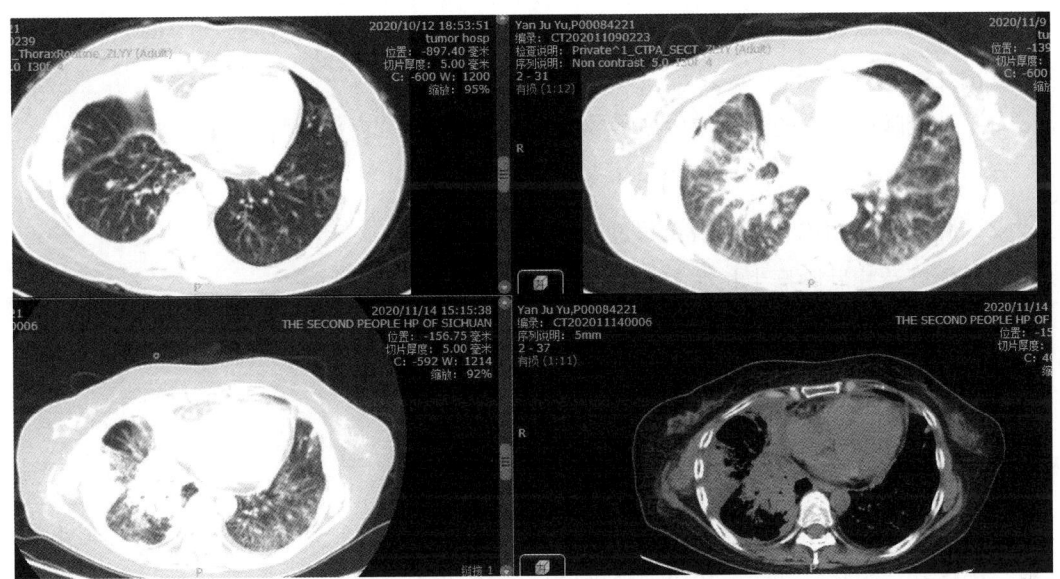

病史特点：

1. 患者呼吸困难逐渐加重，有咳嗽，但咳痰不明显。

2. 血象、PCT、痰的性状、微生物检查结果等均不支持细菌、真菌、病毒等感染。

3. 多种抗生素广覆盖抗感染治疗无效。

4. 1月内的3次胸部CT：快速进展的结节、团块，伴磨玻璃影、斑片渗出影，在原有病灶基础上逐渐加重（小结节长大融合成团块影，原团块影明显长大），以沿支气管血管束周围分布为主，间质增厚，间质内可见不规则串珠样结节，纵隔、肺门淋巴结肿大。

立即行经皮肺穿刺活检：腺癌。

最终诊断： 肺腺癌多线治疗后超进展（HPD）。

文献复习：

1. 大多数的CIP患者激素治疗反应良好。所以，对考虑CIP行激素治疗反应差的患者应该思考诊断是否正确[1]。

2. 不管是化疗还是靶向治疗都存在超进展的可能，但其发生率远远没有免疫治疗那么高。超进展首次进入人们的视野，是在2016年ESMO会议上的一个不太起眼的壁报（Lahmar J 在2016年ESMO会议中首次报道并定义了免疫治疗中的超进展）。

在这份壁报中，作者将免疫治疗前后肿瘤生长速率（TGR）的差值超过50%定义为发生了超进展。也就是说，如果免疫治疗前每月的TGR为10%，那么免疫治疗后每月的TGR为60%则可以说发生了超进展。这一现象说明，少部分患者接受免疫检查点抑制剂治疗不仅不能获益，甚至可能出现生存时间缩短[2]。

3. 最新证据表明PD-1单抗可以导致肿瘤出现超进展，发生率为4%–29%[3]。所以临床医生对肿瘤患者治疗过程中出现的症状加重和（或）影像新增变化，应该排除超进展的可能性。

4. 考虑肿瘤免疫治疗后超进展需要满足如下条件（可参考）[4]：

1）免疫治疗中肿瘤进展时间小于2月。

2）肿瘤负荷相比基线期增长超过50%。

3）免疫治疗后肿瘤生长速率超过之前速率2倍。

当然对免疫检查点抑制剂治疗后肿瘤超进展的诊断标准还有其他专家提出了不同的看法[5]，目前国际上超进展定义尚未统一。

【参考文献】

1. 中华医学会呼吸病学分会肺癌学组. 免疫检查点抑制剂相关肺炎诊治专家共识[J]. 中华结核和呼吸杂志, 2019, 42 (11): 820-825.

2. Champiat S, Dercle L, Ammari S, et al. Hyperprogressive disease is a new pattern of progression in cancer patients treated by anti - PD - 1/PD - L1 [J]. Clinical Cancer Research, 2017, 23 (8): 1920-1928.

3. Borcoman E, Kanjanapan Y, Champiat S, et al. Novel patterns of response under immunotherapy [J]. Annals of Oncology, 2019, 30 (3): 385-396.

4. 葛俊, 郑敏, 田雨可, 等. 免疫检测点抑制剂治疗后"超进展"的晚期肺腺癌患者2例及文献查询[J]. 肿瘤预防与治疗, 2020, 33 (4): 346-351.

5. 姚舒洋, 史可鉴, 张毅. 晚期非小细胞肺癌免疫治疗超进展的研究进展[J]. 中国肺癌杂志, 2021, 24 (4): 271-278.

病例提供：梁靖媛，杨业

审核：彭玲，李娟

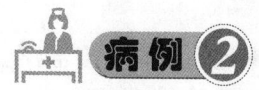

患者，男，49岁。

主诉：右颊鳞癌2周期化疗后靶向治疗后半月余。

入院日期：2021年4月6日。

病史：3⁺月前患者因反复口腔溃疡、右颌下包块，在四川大学华西口腔医院病理诊断为中-低分化鳞癌。

初诊时胸部CT（2021年2月20日）：

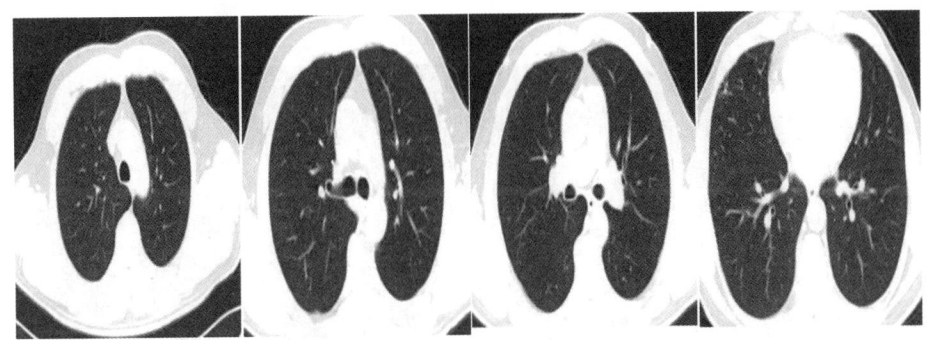

以下是患者肿瘤治疗方案，因为疗效评估 PD，所以在不断调整治疗方案：

时间	方案	周期	疗效评估
2021.02.22/03.17	紫杉醇 240mg d1+顺铂 30mg d1-3	2	不耐受
2021.02.24/03.03/03.10	尼妥珠单抗 100mg d1	3	PD
2021.03.03 起	右颊部放疗		
2021.03.25	贝伐珠单抗 300mg	1	

患者于 2021 年 4 月 7 日开始出现发热，伴咳嗽、咳痰、气促，夜间咳嗽明显，咳黄白色黏痰，气促以活动后明显。

完善相关检查：

1. 血常规：白细胞计数 $5.38×10^9$/L，中性粒细胞计数 $5.02×10^9$/L，中性粒细胞比率 93.3%，淋巴细胞计数 $0.33×10^9$/L，血红蛋白 92g/L，血小板计数 $129×10^9$/L。

2. PCT：<0.1ng/mL。

3. 导管血及外周血培养：阴性。

4. 复查胸部 CT（2021 年 4 月 8 日）：双肺沿支气管血管束分布为主的结节、小斑片影，较 2021 年 2 月 20 日明显加重。

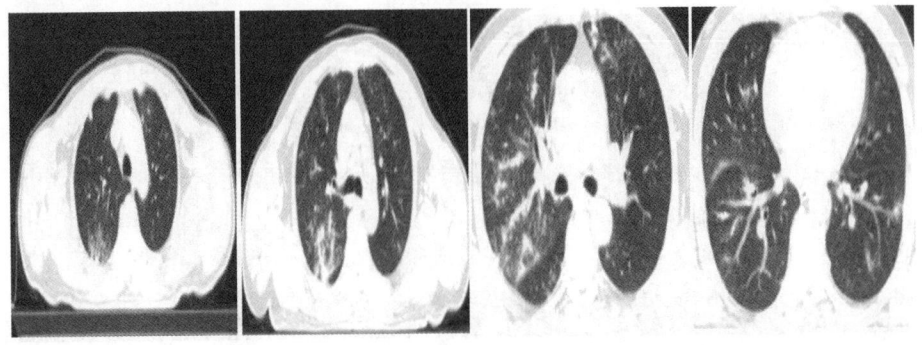

给予头孢西丁、左氧氟沙星、氟康唑等治疗，患者仍发热，气促症状进行性加重，2021 年 4 月 15 日再次复查胸部 CT：双肺广泛分布（沿支气管血管束分布为主）的结节明显增多、增大，边界不清，部分融合成团块影；右上肺前段小空洞，右上肺后

段、右下肺背段实变，病灶进一步加重。

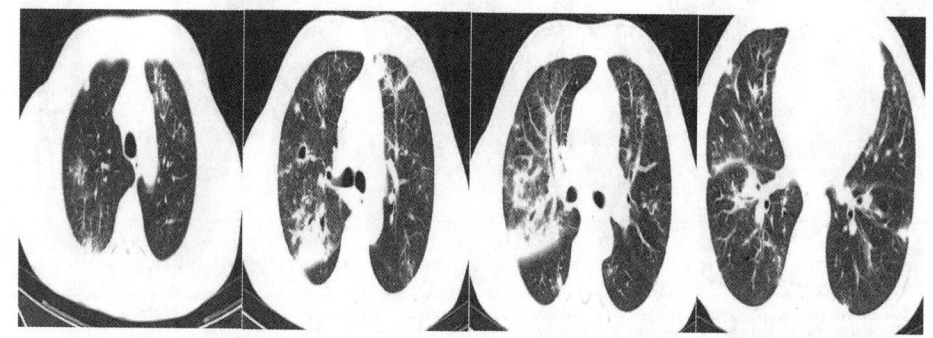

抗感染治疗更换成美罗培南+伏立康唑+万古霉素，患者呼吸困难继续加重，并伴有：

1. 血象升高：白细胞计数 $21.81×10^9/L$，中性粒细胞计数 $21.02×10^9/L$，中性粒细胞比率 96.4%，淋巴细胞计数 $0.76×10^9/L$，血红蛋白 81g/L，血小板计数 $209×10^9/L$。

2. CRP：158mg/L。

3. PCT：6.86ng/mL。

4. 血气分析：pH 7.56、$PaCO_2$ 33mmHg、PaO_2 59mmHg、SpO_2 94%、PaO_2/FiO_2 131mmHg。

2021 年 4 月 23 日再次复查胸部 CT：

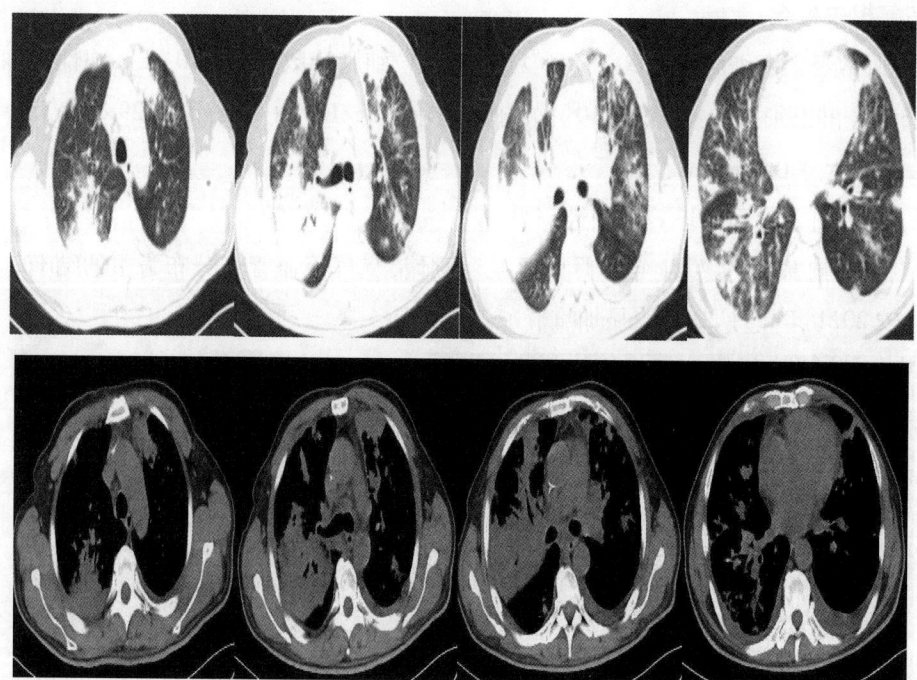

经皮肺穿刺病理活检（右肺上叶后段）：低分化鳞癌（右颊部来源）。

诊断：右颊鳞癌化疗、靶向治疗、放疗后双肺广泛转移（双肺癌性淋巴管炎，肿瘤超进展）。

2021年2月18日和2021年4月10日右颊部原发病灶CT分别如下：原发病灶变化不明显，原有液化坏死病灶因皮肤破溃流出。

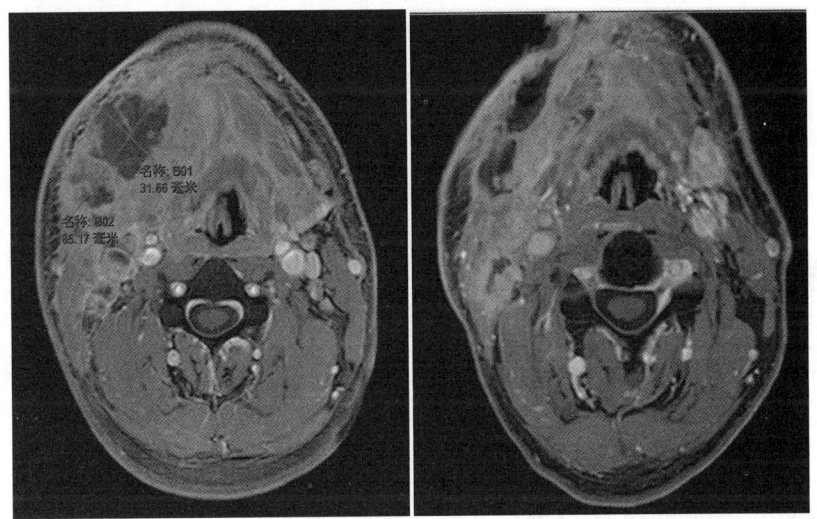

病史特点：

患者2021年4月8日、2021年4月15日、2021年4月23日胸部CT影像特征：

1. 小叶间隔增厚，增厚的小叶间隔内可见小结节或呈串珠样改变。
2. 结节、肿块、渗出沿着支气管血管束周围分布，主要累及双肺中轴和外周。
3. 多数结节、肿块样病灶在之前发生部位由小变大，由少增多，融合成团块影。
4. 纵隔、肺门淋巴结肿大。

这些都是癌性淋巴管炎的影像特征[1]。患者最后（2021年4月23日左右）继发感染。

文献复习：

癌性淋巴管炎是恶性肿瘤扩散的常见形式，这类患者预后差，文献报道50%-85%的患者生存期为2-6月[2]。因有肿瘤治疗初肺部影像做对比，并有相对典型的影像表现，所以鉴别诊断相对容易，但需要仔细阅片。

【参考文献】

1. 马丁内斯·希门尼. 肺部高分辨率CT [M]. 2版. 赵绍宏，聂永康，主译. 北京：人民卫生出版社，2019.

2. Fujiwara K, Kiura K, Ueoka H, et al. Dramatic effect of ZD1839（"Iressa"）in a patient with advanced non-small-cell lung cancer and poor performance status [J]. Lung Cancer, 2003, 40（1）：73-76.

病例提供：周秋曦，徐鹏

审核：彭玲，王卫东

第四章　放射性肺炎

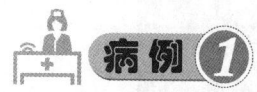

患者，女，41岁。

主诉：背痛8月余，右肺下叶腺癌1周期化疗后4月，放疗后2月余，靶向治疗中，咳嗽、气紧1月余。

入院日期：2018年12月21日。

初诊时（2018年8月1日）胸部CT：

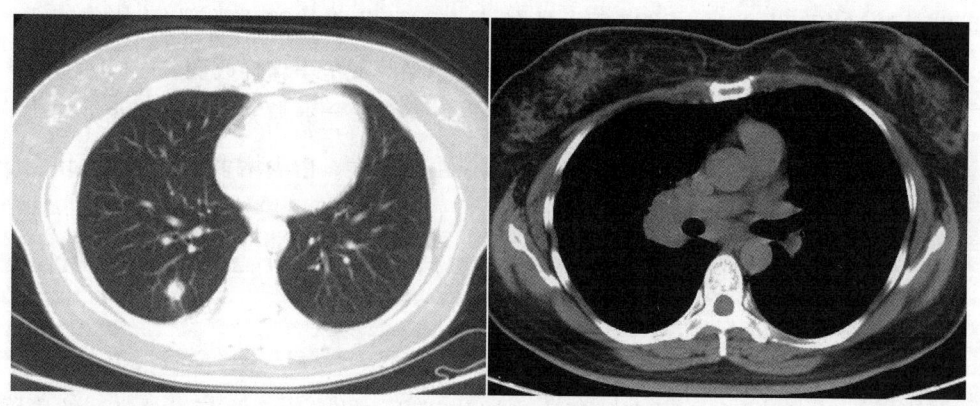

患者肿瘤治疗过程：

时间	方案	周期	疗效评估
2018.08.23	培美曲塞800mg d1+卡铂500mg d1	1	患者消化道反应明显，拒绝再次化疗
2018.09.05—2018.10.20	右肺原发病灶、纵隔转移淋巴结、胸椎转移病灶放疗		SD
2018.09.08至此次住院	厄洛替尼150mg qd		SD

此次住院后胸部CT：

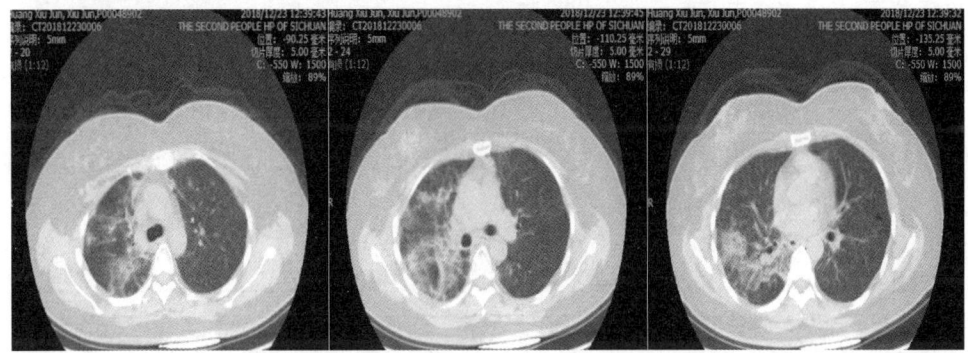

完善相关检查：

1. 微生物检查：

1）呼吸道病原体八项（甲型流感病毒、乙型流感病毒、呼吸道合胞病毒A型和B型、腺病毒、肺炎衣原体、肺炎支原体、嗜肺军团菌）核酸检查：阴性。

2）痰查细菌、真菌（涂片+培养）：阴性。

2. 炎性指标检查：

1）血常规：白细胞计数 $4.21×10^9$/L，中性粒细胞计数 $3.52×10^9$/L，中性粒细胞比率83.6%，淋巴细胞计数 $0.63×10^9$/L。

2）CRP：73mg/L。

3）血沉：39mm/h。

4）PCT：＜0.1ng/mL。

病史特点：

1. 患者症状发生在放疗结束后2月余。

2. 呼吸道症状以咳嗽、气紧为主，少痰。

3. 血象不高，PCT无明显升高。

4. 呼吸道病原体检查阴性。

5. 胸部影像：放射野内（不受肺叶、肺段限制）磨玻璃影，大量斑片影，少量实变影，放射野外的肺组织相对"干净"。

诊断： 放射性肺炎（RP）（渗出期）。

治疗： 甲基泼尼松龙。

患者咳嗽、气紧症状明显缓解，3周后胸部CT提示斑片影明显吸收。

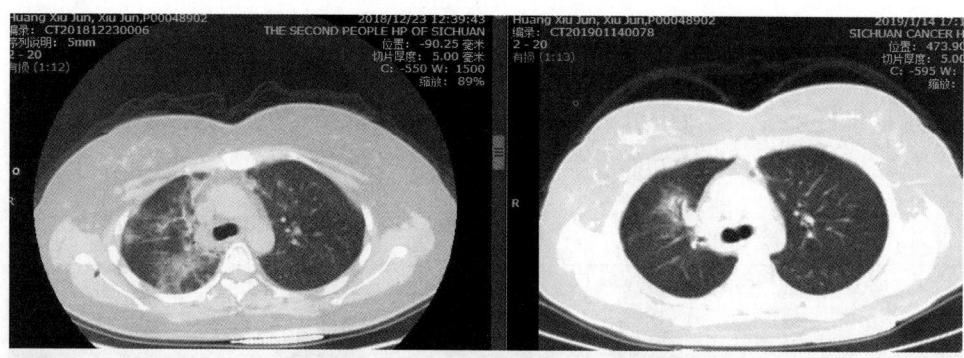
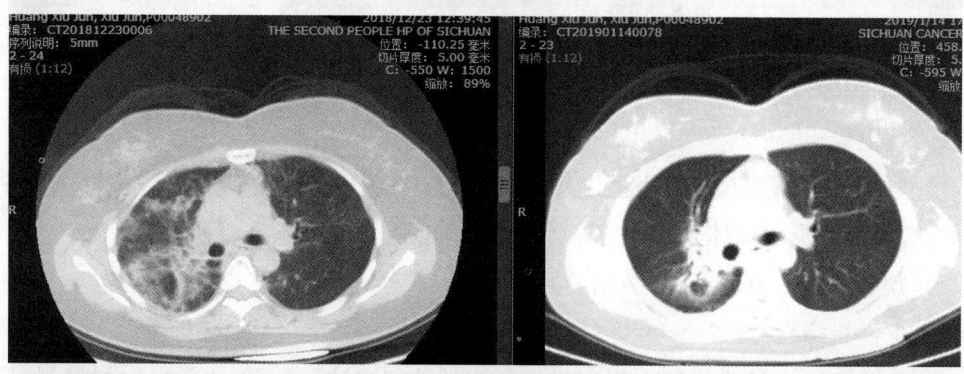
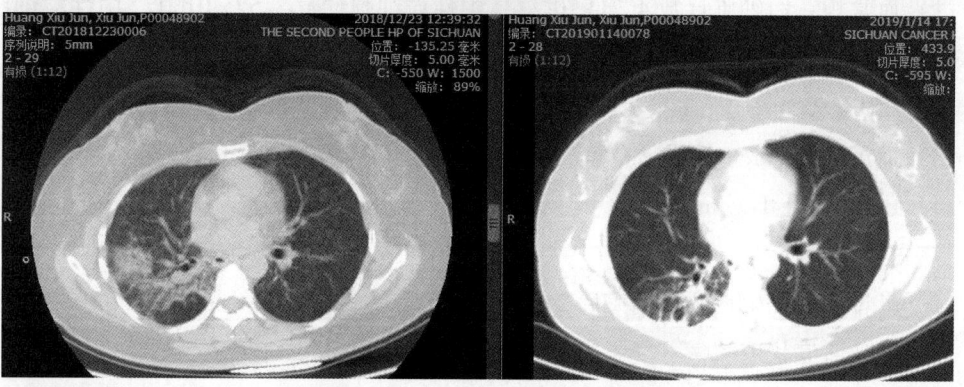

文献复习：

1. RP 的诊断依据主要为胸部放疗史、肺接受照射体积和剂量、临床表现和肺部影像改变、白细胞计数和中性粒细胞计数正常或稍高等，排除其他原因[1]。

2. RP 病理基础和相应的影像特征：理论上放射性肺炎可分为 4 期。

1）早期：0.5-1 月，以渗出为主，影像特征为磨玻璃影、斑片影。

2）中期：2-3 月，以肉芽生长为主，影像特征为边界较清楚的实变影、斑片影。

3）后期：3-6 月，以纤维增生为主，影像特征为纤维条索影、高密度块状影。

4）晚期：6 月以后，以纤维化病变为主，影像特征为僵硬的纤维条索影，病变部位的肺组织结构严重破坏，肺体积不同程度减小。

因放射性损伤是个长期持续过程，以距放射治疗时间的长短为依据的分期不是很准确，但对诊断和激素疗效的判断非常有帮助[1]。

3. CT扫描下的RP不同分期可以预判激素治疗的疗效：渗出期主要是磨玻璃影和斑片影，一般最早出现在照射剂量较高区域，随时间会扩散到较低剂量区域，此期治疗效果好；混合期为斑片影和纤维条索影并存，斑片影为主者治疗效果较好，纤维化期影像改变为密度较高的实变及纤维条索影，激素治疗效果差，建议不行常规的激素治疗[2]。

【参考文献】

1. 张万强. 放射性肺炎CT的诊断[J]. 甘肃科技, 2015, 31 (4): 74, 146.
2. 冯勤付, 郑苗丽, 曾强. 放射性肺炎的诊断和治疗[J]. 中华放射肿瘤学杂志, 2021, 30 (1): 7-10.

病例提供：李达，梁龙，王吕雨
审核：彭玲，王奇峰

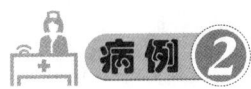

患者，男，64岁。

2021年1月5日确诊"右肺鳞癌"，病灶侵及邻近胸膜、胸膜下脂肪间隙等部位，右肺门及纵隔内存增大淋巴结，双肺散在结节、斑片影，部分待排转移，双肺散在炎性斑片影、条索影，右肺下叶显著；双肺散在肺大疱。

初诊时胸部CT：

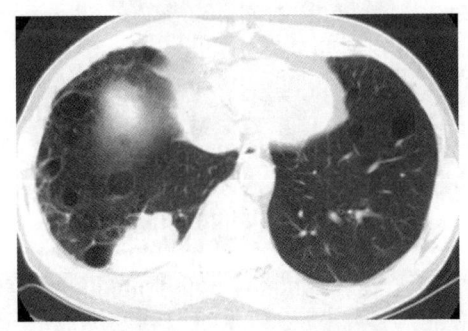

分别于2021年1月18日、2021年2月9日、2021年3月9日行白蛋白紫杉醇+卡铂3周期化疗，2021年3月23日—2021年5月3日行胸部病灶放疗30次（放疗总剂量不详）。2021年5月10日左右，患者无明显诱因出现咳嗽、咳痰（痰为白色泡沫痰，量不多），伴心累、气紧，无畏寒、发热。患者到当地医院经抗生素治疗（具体不详）8天，症状缓解不明显。2021年5月18日胸部CT：

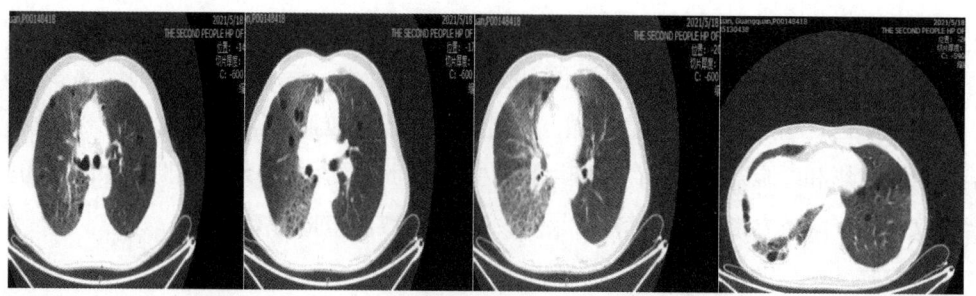

患者胸部影像特点：放射野内磨玻璃影、条索影、少量斑片影，病灶明显与放射剂量分布相关，并跨叶跨段分布（不受肺段、肺叶限制），放射野外相对"干净"。

诊断：放射性肺炎（RP）（渗出期）。

给予激素治疗后复查胸部CT（2021年6月8日和7月15日）：

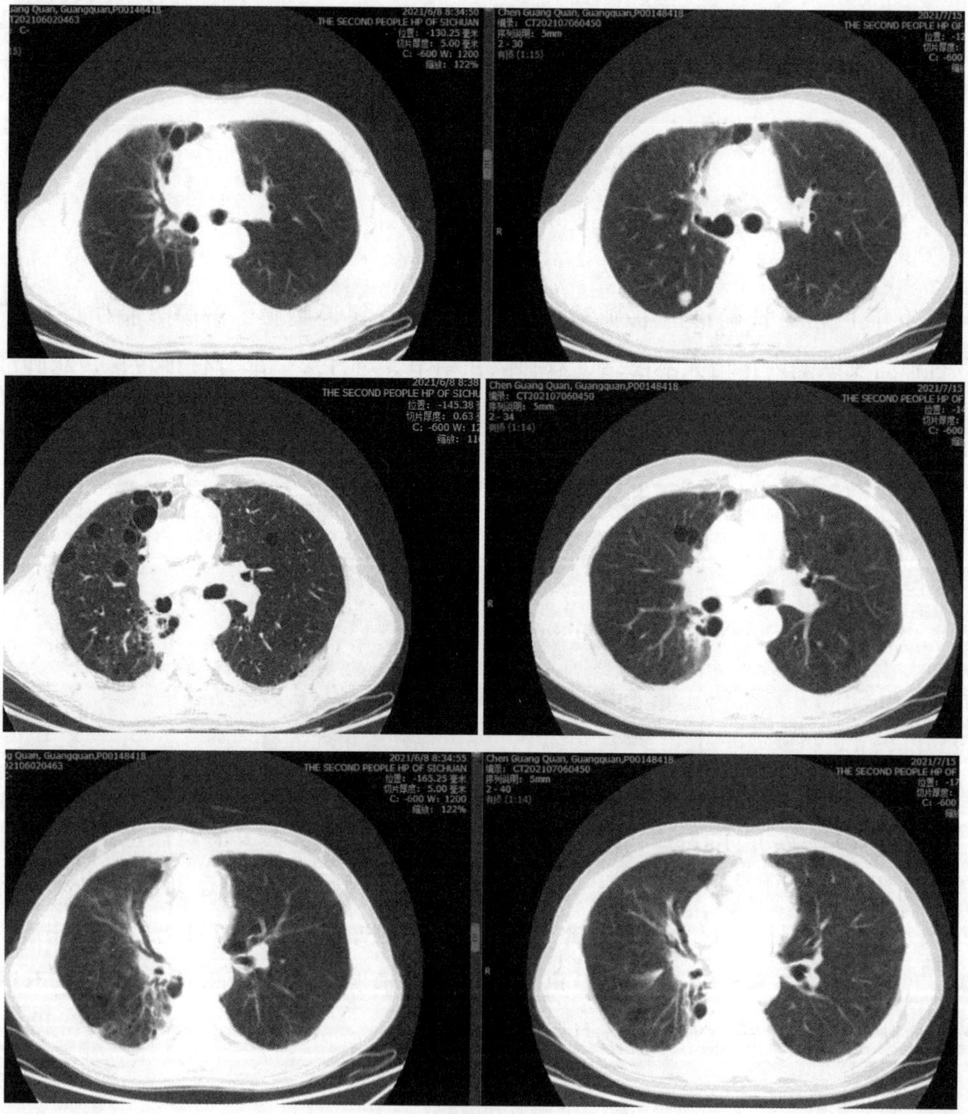

文献复习：

1. 该患者 RP 发生在放疗结束后 1 月内，肺部影像改变也是以磨玻璃影、斑片影为主，早期激素治疗效果较好。但放射性损伤与修复是复杂和较漫长的病理生理过程，激素治疗只是抑制而非消除病灶。放射性损伤的修复为非功能性纤维化，故肺部影像上会留下永久的、数量不等的纤维条索影和（或）机化性高密度结节、团块影[1]。

2. RP 一般属于无菌性淋巴细胞性肺炎，因此抗生素的使用为预防性。临床症状不支持细菌感染（如无发热、无咳痰，特别是脓痰，血象不高，PCT 不高等），不应该联用抗生素治疗[1]。

【参考文献】

1. 冯勤付，郑苗丽，曾强. 放射性肺炎的诊断和治疗［J］. 中华放射肿瘤学杂志，2021，30（1）：7-10.

病例提供：李达，王毅，王吕雨
审核：彭玲，张伟

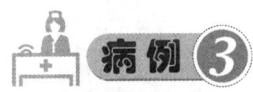

患者，男，54 岁。

主诉：右肺小细胞癌放疗后 3⁻月，6 周期化疗后 1⁺月，咳嗽、气紧 10 余天。

入院日期：2019 年 4 月 2 日。

初诊时胸部 CT：

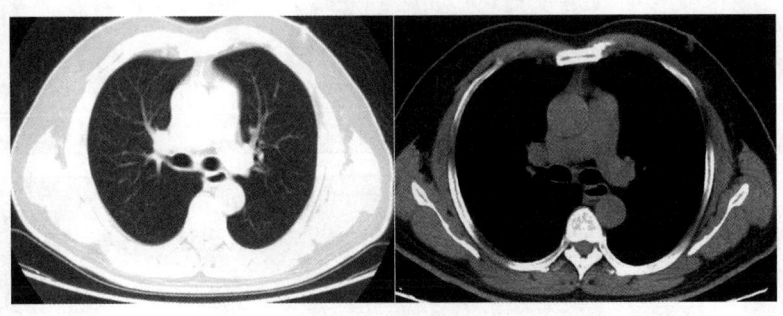

患者治疗过程：

时间	方案	周期	疗效评估
2018.10.18/11.10/12.10/12.31/2019.01.26/02.25	依托泊苷 100mg ivgtt d1-5+卡铂 400mg ivgtt d1	6	PR
2018.12.18—2019.01.09	胸部 IGRT		

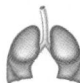**肿瘤治疗中肺部并发症病因解析**
——基于肺部影像改变和临床特征

2019年3月20日左右患者出现刺激性咳嗽，气紧，少痰，无发热、咯血、胸痛等。2019年4月3日行胸部CT检查（与放疗前比较）：

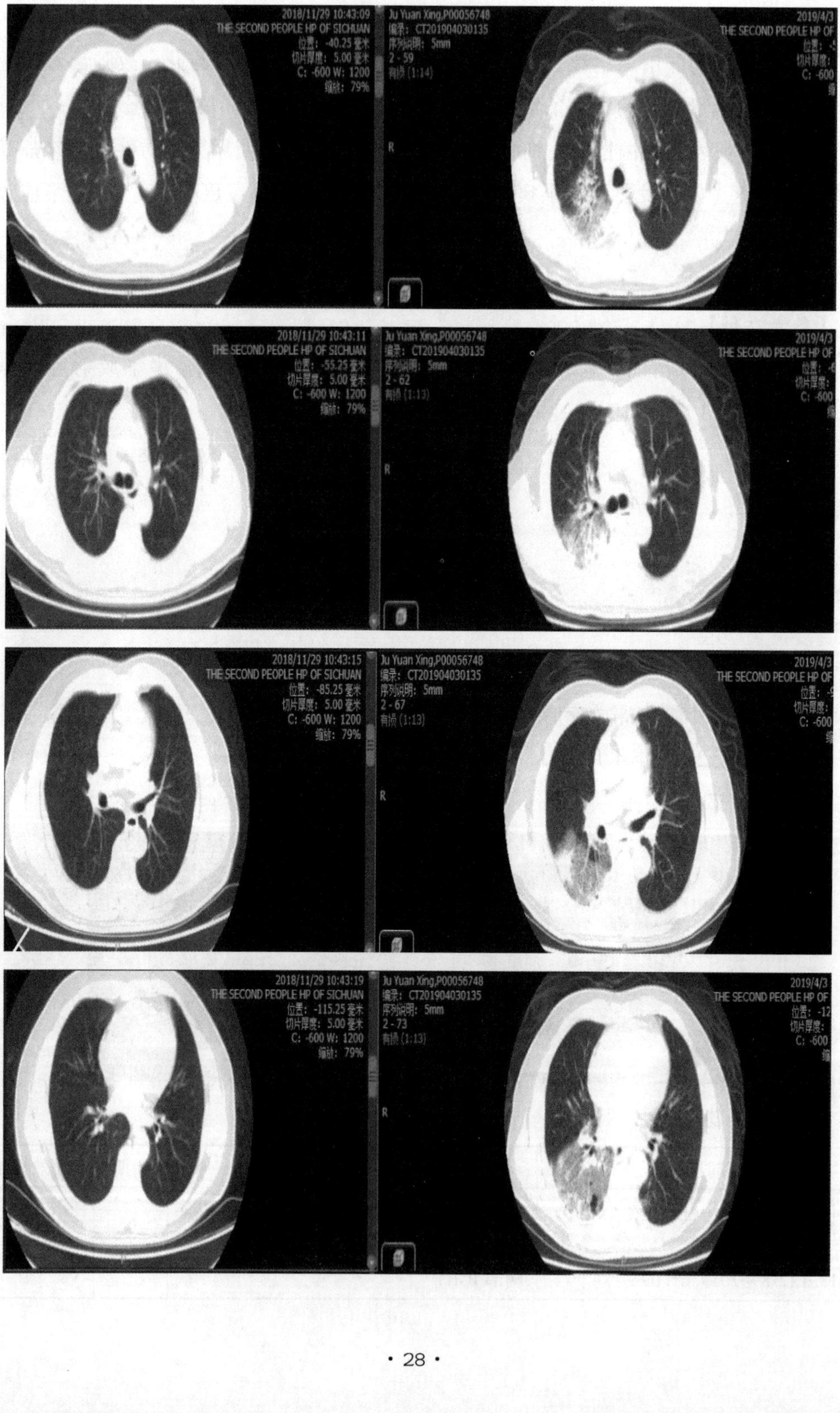

病史特点：

1. 右肺肿瘤病灶放疗后 3⁻月。
2. 患者主要表现为气紧，稍有咳嗽，少痰。
3. 影像表现：放射野内斑片影、实变影、条索影，边界清楚，跨肺段、肺叶分布。

根据上述经典的影像改变，结合临床治疗史（放疗史，发病距放疗的时间，放疗的部位、剂量），该患者其他抗肿瘤治疗也相对简单，临床无明显咳痰，特别是无脓痰等细菌感染的特征，常常通过简单的鉴别就可以明确诊断。

诊断：放射性肺炎（混合期）。

转归：患者激素治疗到减量停药共 6 周，分别于 2019 年 4 月 17 日和 2019 年 6 月 17 日随访胸部 CT：磨玻璃影、斑片影明显吸收，但实变影、条索影改善不明显。

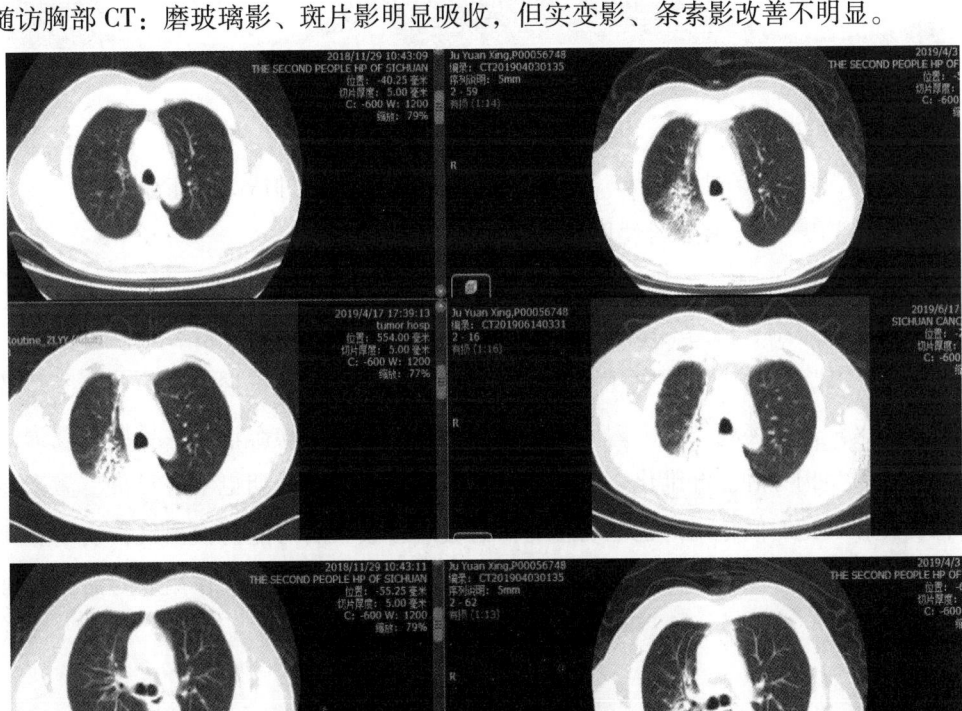

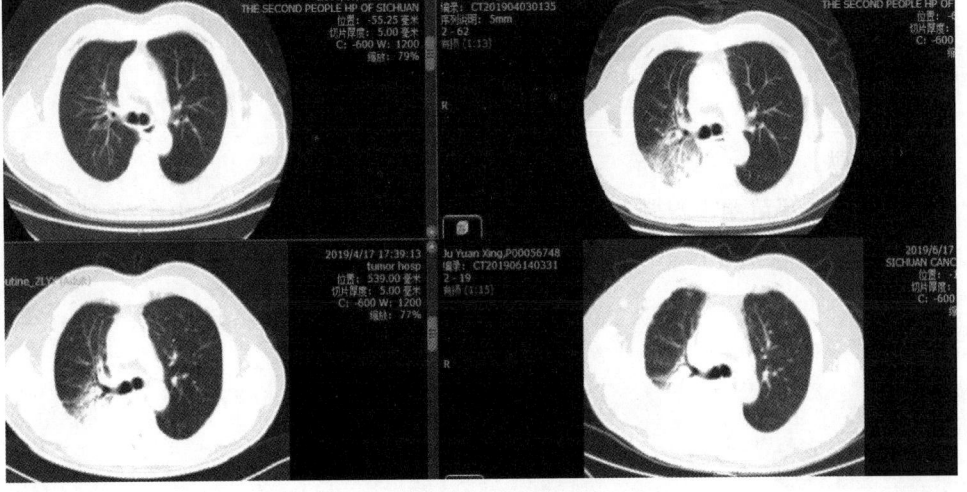

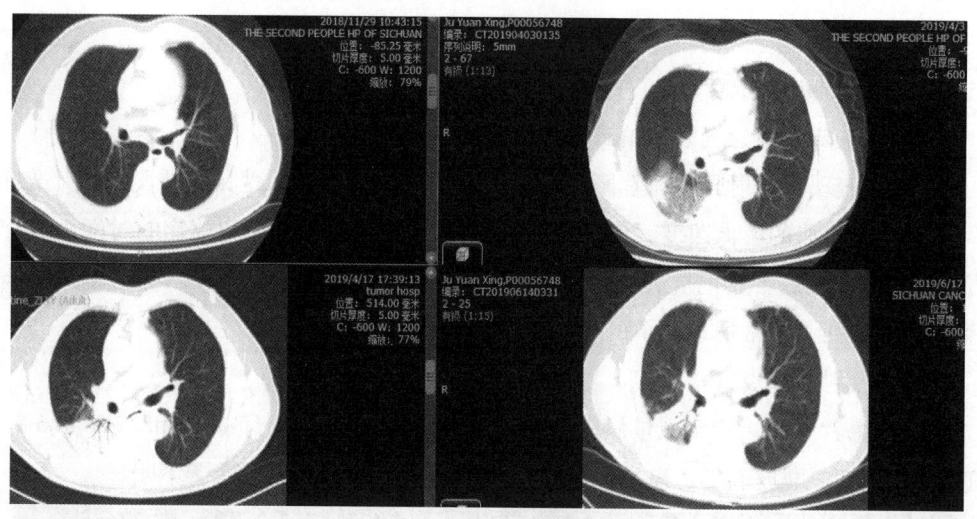

文献复习：

1. 关于这类患者，临床医生容易走入3个误区：

1）诊断"RP+细菌性肺炎"，较长时间使用抗生素，这种情况临床最常见。

2）诊断"RP"，没有及时使用激素。

3）诊断"RP"，没有鉴别诊断排除感染性疾病等。

规范的临床思维、恰当的多学科讨论，可以有效减少或避免上述误区的出现。

2. 对于RP，激素治疗是常规的手段，但激素治疗时机的把握非常重要，既需遵循使用原则，又需要个体化使用。因放射性肺损伤是个长期、动态过程，早期表现为炎性渗出，后期发生肉芽肿、纤维化，以胸部影像改变为依据的分期也常有重叠。激素治疗后影像变化在一定时间范围内也是动态的：磨玻璃影吸收后可能再次出现，实变影可能在足够的时间后进一步吸收等。但激素治疗只起到减少炎性渗出的作用，对后期纤维化并无治疗作用[1]。

【参考文献】

1. 冯勤付，郑苗丽，曾强. 放射性肺炎的诊断和治疗［J］. 中华放射肿瘤学杂志，2021，30（1）：7-10.

病例提供：李达，王吕雨，黄叶才
审核：彭玲，王奇峰

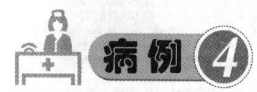

患者，女，61岁。

病史：2015年2月12日在外院行左肺上叶癌根治术。术后病理：左肺上叶中分化腺癌，侵破支气管壁，侵及脏层胸膜，支气管断端查见癌累及；肺动脉干血管壁、心包、前上纵隔包块均查见癌累及。

患者肿瘤治疗方案：

时间	方案	周期	疗效评估
2015.02.12	左肺上叶癌根治术（外院手术）		
2015.04.02/04.29/05.29/07.03/08.15/09.15	培美曲塞800mg d1，奈达铂120mg d1	6	SD
2015.04.12—2017.03	埃克替尼		2015年11月25日胸部CT：主动脉弓左旁不规则软组织增厚团块灶（3.4cm×1.5cm），较前增大
2015.12.23—2016.02.16	左肺肿瘤病灶放疗		PR
2016.11.23起	左锁骨上淋巴结、右上纵隔放疗		
2017.03起	奥希替尼		2018年11月13日复查CT：右肺上叶前段结节影，较前增大（以下CT所示）。针对其进行放疗
2018.12.05起	右胸部图像引导X刀放疗		

2019年3月（放疗后约3月），患者无呼吸道症状，随访胸部CT，影像改变有以下特点：放射野内以斑片影、实变影为主，少量纤维条索影，病变边界较清楚。

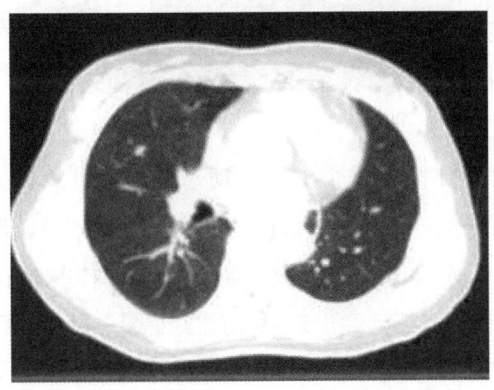

诊断：放射性肺炎（混合期）。

给予激素治疗，动态随访2月，肺部斑片渗出有明显吸收，留下少量纤维条索影和高密度实变影。但患者就诊时呼吸道症状就不明显，激素治疗影像明显改善后，患者也没有症状方面的变化。

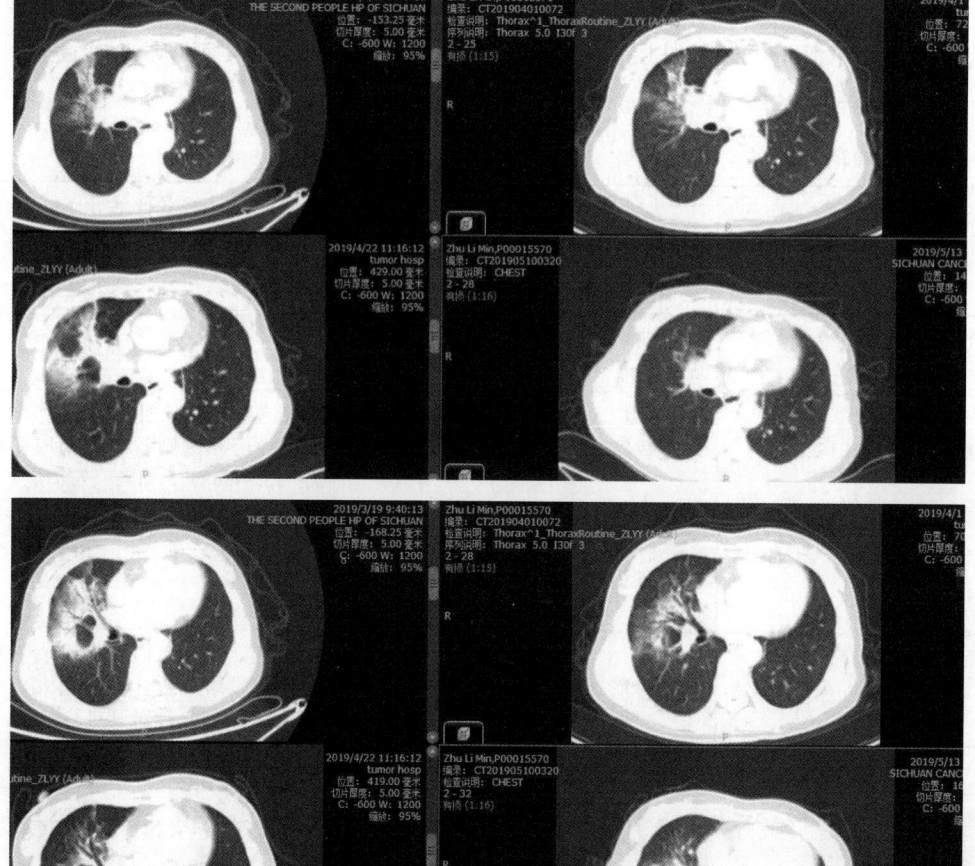

思考：

1. 该病例证明放射性肺损伤是个长期、动态过程：可急性发病，有明显呼吸道症状（如咳嗽、气紧、发热等，不合并细菌感染，一般无咳痰），胸部影像改变以炎性渗出为主（如磨玻璃影、斑片影等），这是激素治疗的最佳时机；也可以慢性、隐性发病，无明显呼吸道症状，但肺部已经出现高密度实变影、纤维条索影，且与正常组织分界清楚，这时给予激素治疗一定要慎重，不恰当地使用激素，不仅疗效差，而且会增加机会菌感染的风险。

2. 放射性肺损伤不管是通过时间分期还是影像分期，都是相对的，多数患者会出现重叠现象：炎性渗出和纤维化同时存在。因此了解放射性肺损伤的病理生理，把握好个体化原则，注意动态观察，才能给予患者精准治疗。

病例提供：李达，王吕雨，李厨荣

审核：彭玲，张鹏

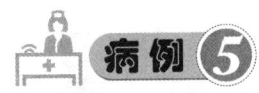

患者，女，54岁。

主诉：左侧肺门腺癌放疗4⁺月，7周期化疗后1⁻月，咳嗽、气喘1⁺月，加重伴活动后心累、气紧10⁺天。

入院日期：2019年11月19日。

患者肿瘤治疗过程：

时间	方案	周期	疗效评估
2019.04.29/05.20/06.15/07.07/07.30/08.22	培美曲塞700mg d1+顺铂30mg d1-2+顺铂40mg d3	6	PR
2019.10.19	培美曲塞单药	1	PR
2019.07.31—2019.09.20	PGTV（左肺原发病灶）64Gy/32f，PGTVln（左锁骨上及纵隔淋巴结）70.4Gy/32f，PCTV（原发病灶高危区域）57.6Gy/32f，PCTVln（左锁骨上、纵隔淋巴引流区）50.4Gy/28f，每周5次		PR

放疗前的胸部CT：左下肺门软组织肿块，左颈根部、纵隔淋巴结肿大，右肺可见结节影，考虑转移。

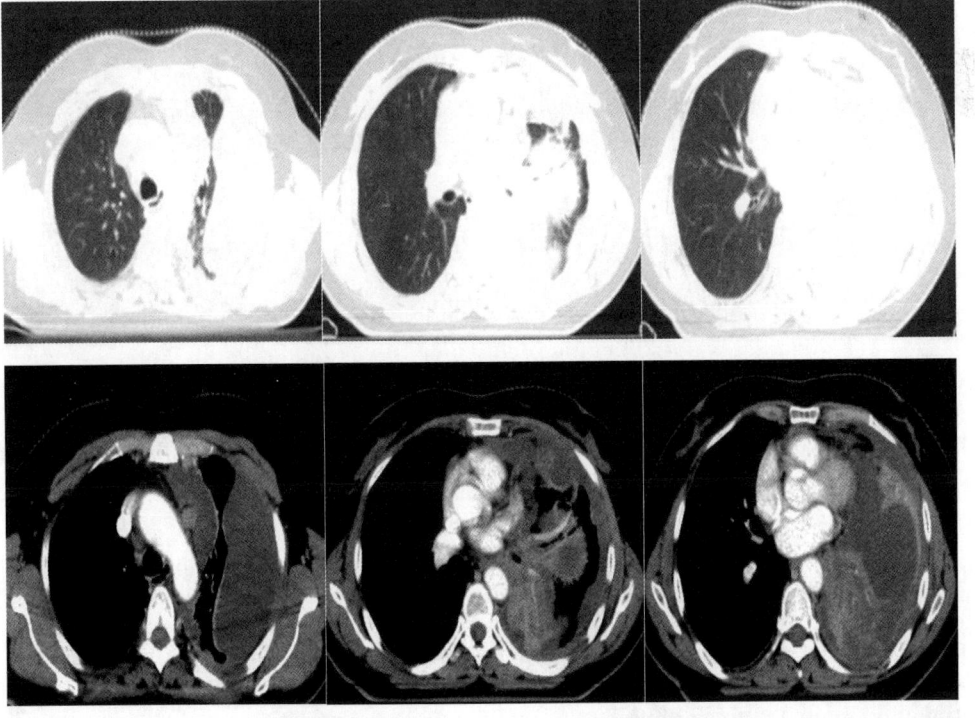

2019年11月13日左右患者出现咳嗽、气喘加重，干咳为主，活动后心累，无畏

寒、发热，无头痛、流涕、肌痛等不适。2019 年 11 月 19 日胸部 CT：

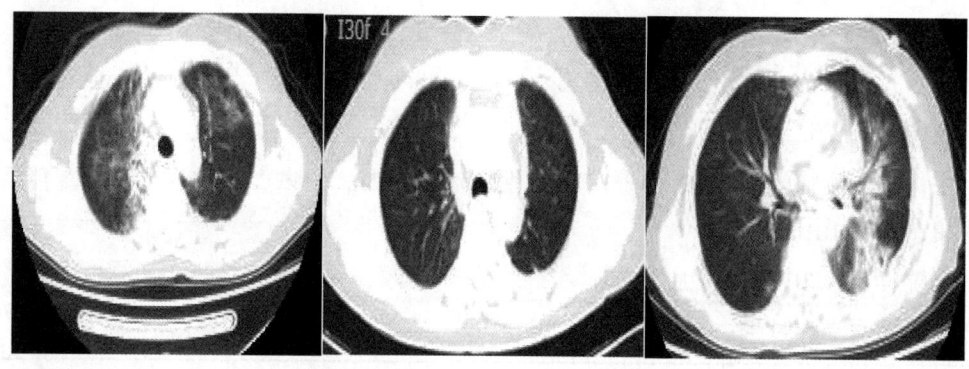

病史特点：

1. 左肺病灶和纵隔淋巴结放疗开始后 4 月余。
2. 患者以咳嗽、气喘症状为主，少痰。
3. 影像表现：放射野内以磨玻璃影、斑片影、实变影、条索影为主，边界相对较清楚，病变跨肺段、肺叶分布，放射野内病灶浓密，放射野外病灶淡薄。

诊断：放射性肺炎（混合期）。

虽然呼吸道症状发生在放疗开始后 4 月余，但影像表现还有较多斑片影，还是给予甲基泼尼松龙 40mg qd 治疗。2019 年 11 月 27 日复查胸部 CT：淡薄的斑片影吸收，留下纤维条索影和高密度实变影。

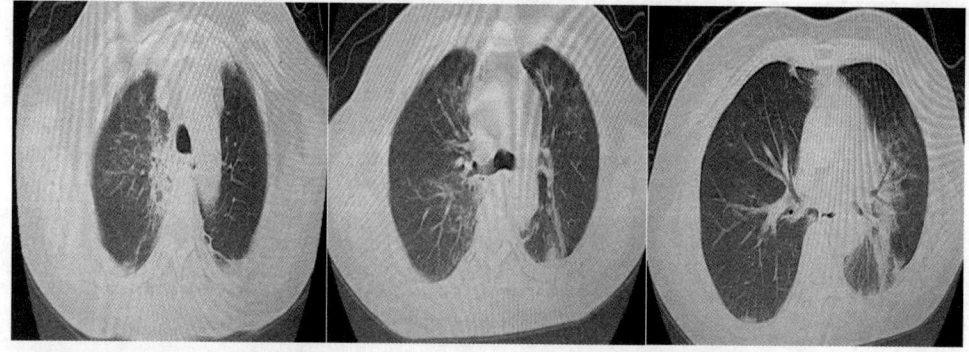

2021 年 3 月 25 日随访胸部 CT：肿瘤和放射性肺炎都控制得非常好。

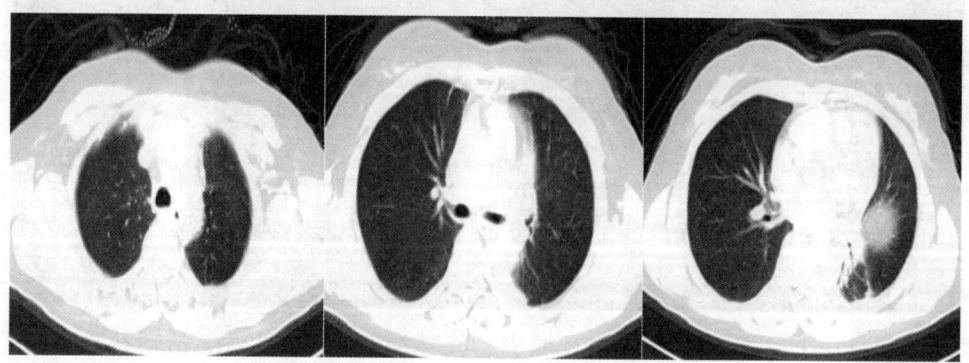

思考：

1. 患者的胸部影像改变：放射野内以磨玻璃影、斑片影、实变影、条索影为主，边界相对较清晰，病变跨肺段、肺叶分布，放射野内病灶浓密，放射野外病灶淡薄。经过激素治疗，磨玻璃影、斑片影明显吸收，留下少许纤维条索影、高密度实变影。患者症状得到良好控制。

2. 放射性损伤和损伤后修复都是长期、动态过程。患者的症状和肺部影像改变还受个体和很多干扰因素（如放射剂量，其他方案的同步治疗，患者基础肺部情况，是否继发各种感染，等等）的影响。无其他合并因素存在的情况下，放射性肺炎转归一般都比较好。

病例提供：李达，黄睿，王吕雨
审核：彭玲，张鹏

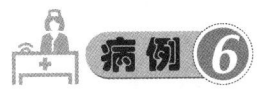

患者，女，45 岁。

主诉：诊断右肺下叶腺癌 8 月，2 周期化疗后 6 月，放疗后 3 月余，与放疗同步靶向治疗中，咳嗽、气紧 3 天。

入院日期：2019 年 7 月 2 日。

病史：患者于 2018 年 10 月 29 日在四川省肿瘤医院确诊右肺下叶低分化腺癌。于 2018 年 11 月 13 日、2018 年 12 月 16 日分别行 "培美曲塞 800mg ivgtt d1+卡铂 400mg ivgtt d1" 化疗 2 周期。于 2019 年 1 月 23 日—2019 年 3 月 23 日行右肺下叶病灶放疗（针对 GTV 肺原发病灶）5Gy/f qd，累计照射 10 次，针对 GTV N1/N2 行图像引导下调强放疗，1.5Gy/f bid，累计放疗 36 次，放疗时同步给予埃克替尼行靶向治疗。

初诊时胸部 CT：

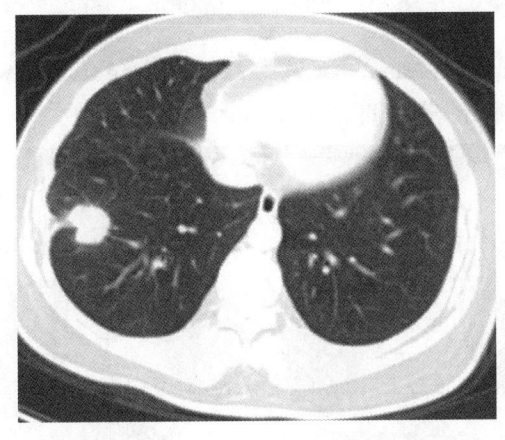

放疗结束后近 2 月（2019 年 5 月 14 日）随访胸部 CT：放射野内大片斑片影、实变

影、磨玻璃影，肿瘤嵌入炎性病变内，放射野外相对"干净"。

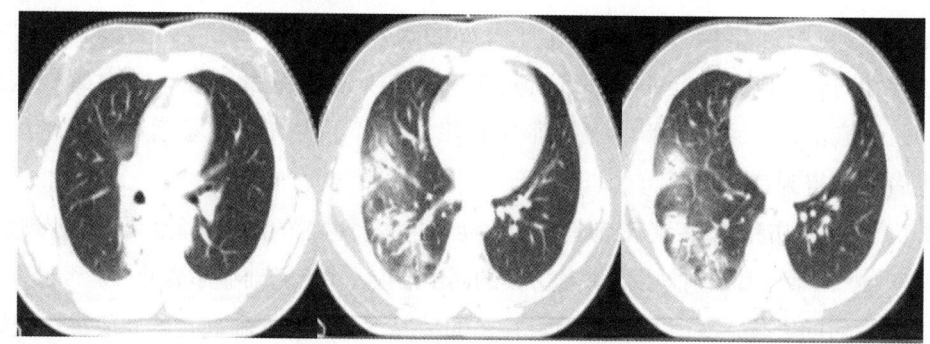

给予甲基泼尼松龙 40mg qd+头孢曲松钠（罗氏芬）治疗 10 天后（2019 年 5 月 24 日）复查胸部 CT：

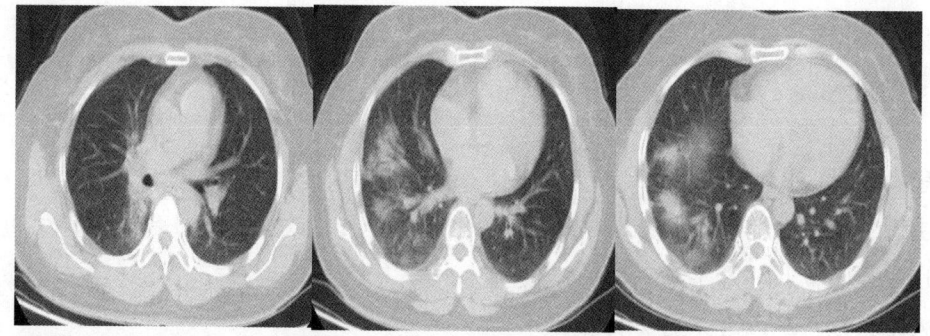

后续激素逐渐减量，2019 年 6 月 25 日随访胸部 CT：

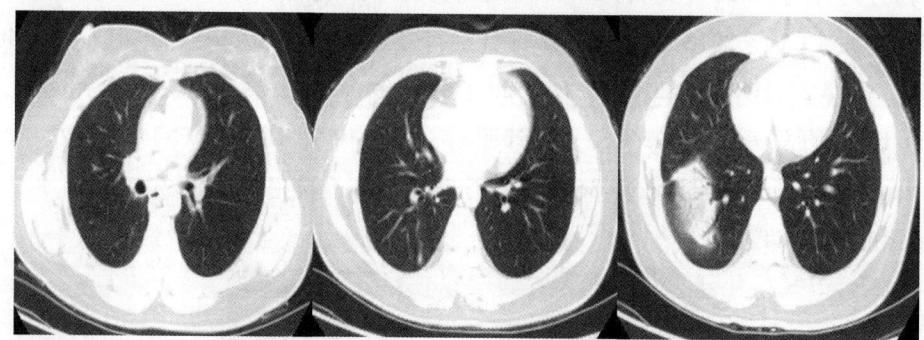

2021 年 4 月 18 日随访胸部 CT：

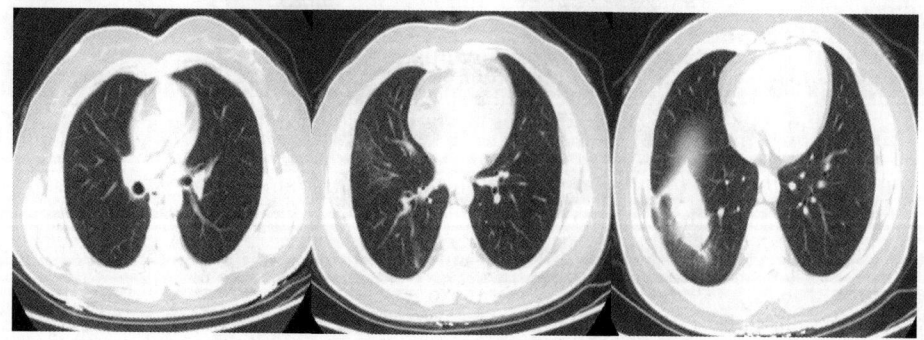

诊断： 放射性肺炎。

思考：

放射性肺炎的发生、发展是个动态过程，早期干预是促进良好转归的重要因素，晚期形成机化块团影和（或）纤维条索影，将永久性存在，不需要治疗，如果病灶比较局限，对患者呼吸功能的影响不大。

病例提供：李达，王吕雨，梁龙

审核：彭玲，周鹏

第五章　肺淋巴瘤

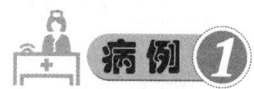

患者，男，55岁。

主诉：呼吸困难3月，发现肺部阴影2周。

入院日期：2019年7月3日。

现病史：入院前3月，患者不明原因出现发热，伴轻微呼吸困难，自服"阿莫西林"，发热很快好转，因没有影响日常生活，患者未诊疗。入院前2周，因呼吸困难持续存在，在当地医院行胸部CT检查：右肺下叶背段、基底段大片斑片影，有支气管充气征（未见胸部CT片，仅有报告），抗感染治疗（具体不详）后，复查影像无改变，到四川省肿瘤医院就诊。

以下是2019年7月2日在四川省肿瘤医院做的胸部增强CT：

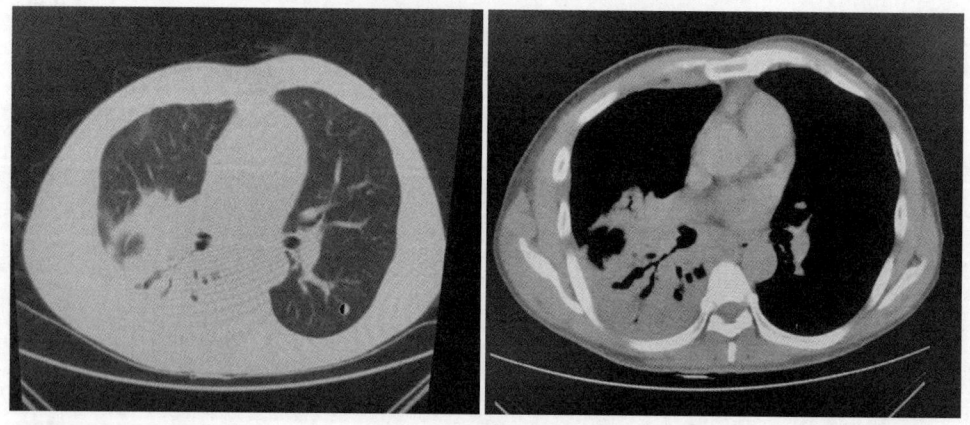

住院后行纤支镜肺泡灌洗，BALF除送微生物检查外，还送流式细胞术检查，当天流式细胞术检查结果：BALF中细胞81%为异常单克隆性B淋巴细胞，提示淋巴瘤。

病史特点：

1. 患者起病缓，病程长。
2. 以气紧为主要临床表现，开始有发热，但症状相对较轻。
3. 没有典型肺部细菌感染特点，抗生素治疗无效。

4. 胸部 CT：右肺下叶基底段、背段实变影，可见支气管充气征（支气管壁僵硬、不光滑，扭曲样改变），局部可见不均匀强化成团，右肺门、纵隔、腋窝等均可见肿大淋巴结。

5. BALF 送流式细胞术检查，发现 81% 异常单克隆性 B 淋巴细胞，提示淋巴瘤。

胸腔镜活检证实：肺黏膜相关淋巴组织淋巴瘤（MALT 淋巴瘤）。

文献复习：

1. 流式细胞术检查主要用于血液疾病、淋巴瘤（人体白细胞抗原）的诊断[1]及 HIV 感染、肿瘤等患者的免疫状态评估。

2. BALF 主要用于呼吸道感染性、肿瘤性疾病等的病原学、肿瘤细胞学诊断，特别是在感染性疾病病原学诊断中有重要价值。BALF 的细胞形态学及更精确的亚群分析，有助于诊断方向的判断，临床迫切需要医学检验科开展该项目。从已经开展的临床探索中得到 BALF 行细胞形态学检查：对其中炎症细胞等进行细胞计数、比率检测和淋巴细胞亚群检测，可为肺部恶性肿瘤（包括淋巴瘤）、肺结核、结节病、肺部感染及特发性肺纤维化等疾病的鉴别诊断和疗效观察提供帮助[2]。

3. BALF 送流式细胞术检查逐步成为肺部疾病诊断的重要手段[2]。

4. BALF 中有核细胞总数易受纤支镜肺泡灌洗技术的影响，但其对各种细胞的比率影响不明显。正常不吸烟的人群，BALF 中肺泡巨噬细胞占比 85%-96%，淋巴细胞占比 6%-15%，中性粒细胞占比≤3%，嗜酸性粒细胞占比＜1%，鳞状上皮细胞/纤毛柱状上皮细胞占比≤5%。在不同的肺部疾病中，这些细胞比率会发生相应变化，有助于诊断方向的判断，比如嗜酸性粒细胞占比≥25%，临床表现符合则可诊断嗜酸性粒细胞性肺部疾病[3]。该例患者 BALF 送流式细胞术检查，发现异常单克隆性 B 淋巴细胞增多，快速明确了"淋巴瘤"这个诊断方向。

5. 肺淋巴瘤影像特点：有多种影像表现，其中单发/多发结节或团块影，或肿块样肺实变影，其内可见空气支气管征，伴肺门/纵隔内淋巴结肿大[4]。

【参考文献】

1. 杨红，鹿英英，张中. 流式细胞术检测肺泡灌洗液淋巴细胞免疫表型的临床意义探讨［J］. 中国实用医药，2015，10（17）：14-15.

2. 洪燕燕，杨芝红. 流式细胞术检测肺泡灌洗液 T 淋巴细胞亚群的诊断价值［J］. 检验医学与临床，2017，14（14）：2051-2053.

3. 周道银，吴茅，许绍强，等. 支气管肺泡灌洗液细胞形态学检验中国专家共识（2020）［J］. 现代检验医学杂志，2020，35（6）：4-8.

4. 马丁内斯·希门尼. 肺部高分辨率 CT［M］. 2 版. 赵绍宏，聂永康，主译. 北京：人民卫生出版社，2019.

病例提供：胡彬，李达
审核：彭玲，李力

病例 2

患者，女，49 岁。

主诉：发现肺部病灶 6 年。

入院日期：2021 年 7 月 29 日。

病史：6 年前，患者左颈部有大小约 6cm×5cm 肿块，B 超证实为左侧腮腺内中下份约 51mm×38mm×60mm 的管网状无回声团块，双侧颈部未见肿大淋巴结。入院后行胸部 CT：双肺多发肺实变影，其内可见多发含气支气管影，增强后较明显强化；病灶内见少许弱强化条索影、斑点影。纵隔内未见确切肿大淋巴结，双侧腋窝区见多个小及稍大淋巴结。

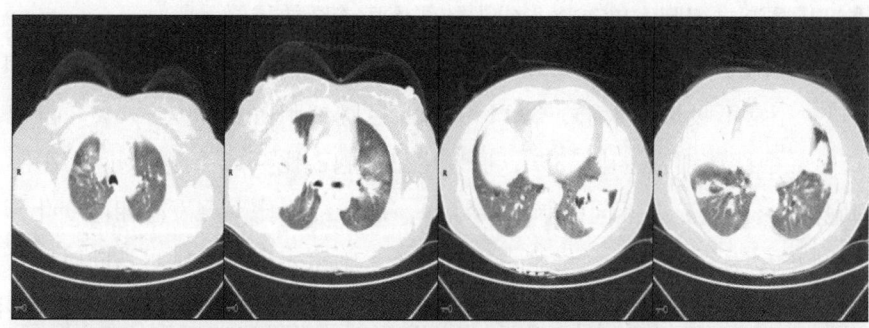

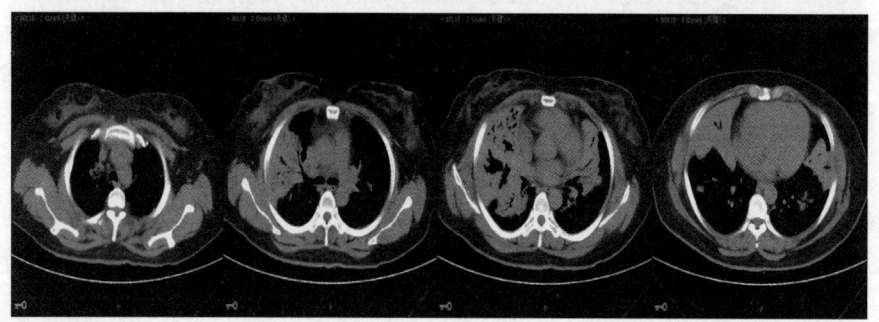

继续完善检查：

1. 2015 年 7 月 24 日纤支镜检查：右肺中叶开口黏膜散在分布颗粒样粗糙小结节，活检质韧，镜下予以细胞刷检及肺泡灌洗液送检。

2. BALF 送检病原微生物（包括抗酸染色）：阴性。

3. 结核抗体检测：阴性。

4. PPD 皮试：强阳性。

5. TB-IGRA 检测：阳性。

其伴侣曾于10余年前患"肺结核"。患者即到外院诊治结核，自诉服抗结核药1年，未规律随访。

因反复咳嗽，肺部病灶不吸收，于2021年7月27日行胸部PET-CT：肺部病灶较2015年明显进展：双肺散在实变伴内见扩张支气管，左侧咽旁、气管后、隆突下、双侧肺门、胸骨左旁、横膈前组等淋巴结肿大。

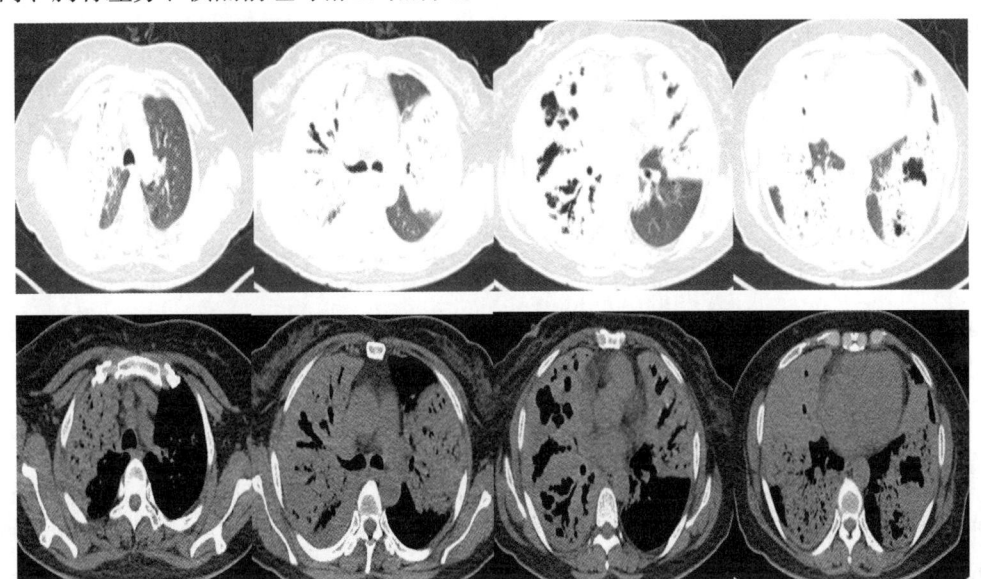

行纤支镜检查示：右中下叶支气管黏膜肿胀、增厚、浸润样改变；右中叶开口活检，病理示：淋巴组织增生性病变，结合形态学、免疫组化及基因重排检测结果，考虑为非霍奇金淋巴瘤，惰性小B细胞淋巴瘤，符合黏膜相关淋巴组织结外边缘区B细胞淋巴瘤（WHO，2016，惰性）。免疫组化示增殖的淋巴细胞CD20（+）、CD3（-）、CD5（-）、CD23（-）、CD10（-）、CyclinD1（-）、CD43（-）、Ki-67（+，10%-20%）。原位杂交：EBER（-）。基因重排（PCR+GeneScan）检测：IgH和IgK在目标条带范围内查见克隆性扩增峰。

诊断：肺黏膜相关淋巴组织结外边缘区B细胞淋巴瘤（PMZL-MALT）。

文献复习：

1. 该病恶性程度较低，患者的病程较长，5年及10年生存率分别可达90%和72%[1]。

2. 多数患者首诊时诊断为肺炎或肺结核，并进行相应治疗。因此，当临床医生诊断肺部感染时，应当警惕是否存在其他病变，尤其是当患者对治疗反应不佳时，更应该考虑其他疾病，应及时采取侵入性检查方式获得病变组织送病理活检明确诊断，以尽可能避免漏诊和误诊[2]。

3. 该病的临床表现取决于病变的部位和范围。当增殖的淋巴细胞浸润支气管壁时，患者多出现咳嗽、咳痰、胸闷、气促等症状，可伴低热、消瘦等全身不适。由于管壁受累、气道不同程度狭窄、局部或全身防御力下降，部分患者可合并感染，出现畏寒、高热、咳脓痰等；但另有部分患者病程中可无任何不适，仅在体检时偶然发现[3]。

4. 影像学异常是提示肺黏膜相关淋巴组织结外边缘区B细胞淋巴瘤的重要线索，可分为实变型、肿块型、结节型和混合型，以实变型最为常见，范围一般较大，可累及一个或多个肺叶，支气管气相是最有价值的特征，易误诊为肺炎[4]。

5. 肺黏膜相关淋巴组织结外边缘区B细胞淋巴瘤是以淋巴细胞克隆性增殖为特点，因此组织病理学检查是诊断的"金标准"。

【参考文献】

1. Borie R, Wislez M, Thabut G, et al. Clinical characteristics and prognostic factors of pulmonary MALT lymphoma [J]. The European Respiratory Journal, 2009, 34 (6): 1408-1416.

2. Oh SY, Kim WS, Kim JS, et al. Pulmonary marginal zone B-cell lymphoma of MALT type—What is a prognostic factor and which is the optimal treatment, operation, or chemotherapy: Consortium for Improving Survival of Lymphoma (CISL) study [J]. Annals of Hematology Volume, 2010, 89 (6): 563-568.

3. 陈勃江, 高俊, 唐源, 等. 肺粘膜相关淋巴组织边缘区B细胞淋巴瘤的临床病理分析 [J]. 中国肺癌杂志, 2011, 14 (5): 446-451.

4. Bae YA, Lee KS, Han J, et al. Marginal zone B-cell lymphoma of bronchus-associated lymphoid tissue: imaging findings in 21 patients [J]. Chest, 2008, 133 (2): 433-440.

病例提供：李达，任苑蓉

审查：彭玲，李力

第六章 淋巴瘤肺浸润

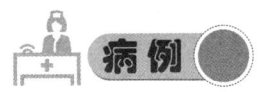

患者，男，52岁。

主诉：血管免疫母细胞性T细胞淋巴瘤7周期化疗后2年余，节拍化疗中，咳嗽、咳痰、气紧半月。

入院日期：2020年7月10日。

病史：2017年6月12日患者在浙江大学医学院附属第一医院行左侧腹股沟淋巴结活检：Bcl-2（部分+），Bcl-6（部分+），CD10（少量+），CD20（-），CD23（FDC+），CD3（+），CD31（血管+），CD35（-），CD45RO（+），CD56（-），CD68（部分+），CD79a（-），CyclinD1（-），Ki-67（+，20%），MUM-1（少量+），PAX-5（±），TdT（-），TIA-1（部分+）。病理诊断：（左侧腹股沟淋巴结）非霍奇金淋巴瘤，结合原单位免疫组化染色，血管免疫母细胞性T细胞淋巴瘤首先考虑。骨髓穿刺未见异常，淋巴瘤免疫分型：查见淋巴细胞比率明显减少，T细胞占淋巴细胞86.72%，CD4∶CD8=1.03。成熟B细胞占淋巴细胞11.08%，为多克隆性B细胞。

初诊时胸部CT（2017年6月12日）：纵隔内有肿大淋巴结，肺部未见明显病灶。

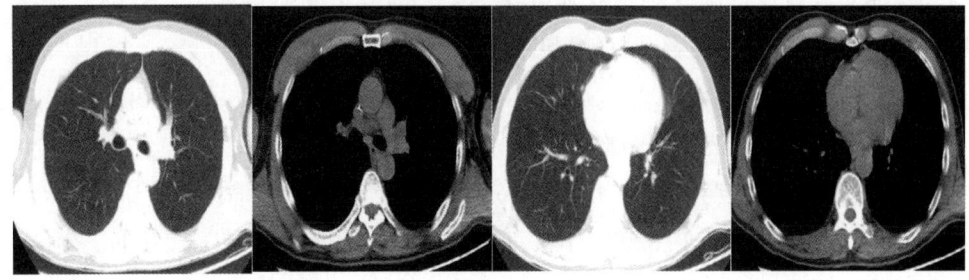

患者治疗过程：

时间	方案	周期	疗效评估
2017.06.23/07.27/09.07/09.29	环磷酰胺1200mg ivgtt d1+吡柔比星80mg ivgtt d1-2+依托泊苷100mg ivgtt d1-3+长春新碱2mg iv d1+甲基泼尼松龙100mg po d1-5	4	PR

续表

时间	方案	周期	疗效评估
2017.07.31	沙利度胺 50mg 抗肿瘤血管生成		PR
2017.09.30/10.27/11.17/12.06	环磷酰胺 1200mg ivgtt d1+吡柔比星 80mg ivgtt d1-2+依托泊苷 100mg ivgtt d1-3+长春新碱 2mg iv d1+甲基泼尼松龙 100mg po d1-5	4	PR
2018.03.09—2019.04.30	长春新碱 4mg d1+环磷酰胺 1.2g d1+吡柔比星 120mg d1+依托泊苷 100mg d1-3+甲基泼尼松龙 100mg d1-5		nCR
1年前开始至此次（2020.07.10）	甲基泼尼松龙 30mg po qd（早餐后半小时服用）+环磷酰胺 50mg po qd（午餐后半小时服用）+沙利度胺 100mg po qn（睡前服用）+西达本胺 30mg po biw		nCR

此次发病前（只有 2019 年 9 月 18 日）患者的胸部 CT：双肺散在沿支气管血管束分布的微小结节、斑片渗出，部分呈结节影、团块影，双侧颌下、颈部血管鞘周围、颈根部锁骨上窝、纵隔内等有肿大淋巴结。

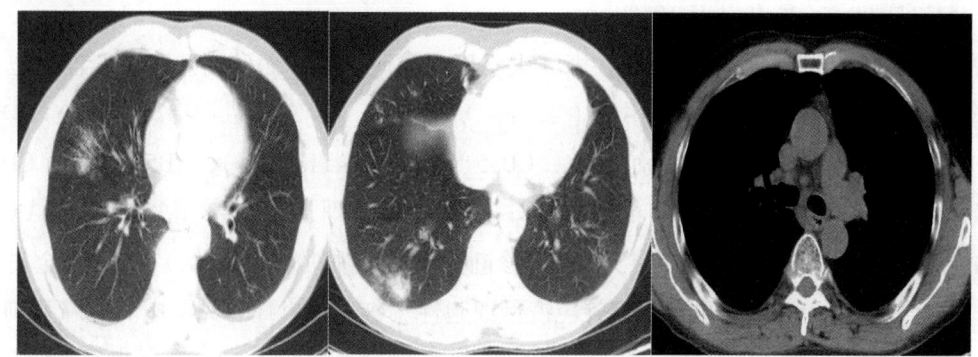

住院前半月（2020 年 6 月底）患者出现明显咳嗽，干咳为主，伴活动后心累、气紧，无发热，就诊于当地医院，CT 提示（未看见 CT 片，只看见报告）：

1. 慢性支气管炎、肺气肿，双肺散在感染，部分呈间质性改变，双肺多发结节、团块影，部分呈磨玻璃密度影，双肺下叶实变不张。
2. 纵隔内多个较前增多、增大淋巴结。
3. 双侧胸腔中量积液。双侧胸膜稍厚。

予抗感染及胸腔积液引流等治疗，症状无好转，到四川省肿瘤医院就诊。

住院后立即行胸腹部 CT（2020 年 7 月 10 日）：双侧颈部、颏下、颌下、颈部血管鞘周围、颈后三角区、颈根部、锁骨上窝、腋窝、纵隔内、腹膜后、肠系膜根部、双侧盆壁髂血管旁、双侧腹股沟多发肿大淋巴结，大部分较前增大，以纵隔内为主，双肺沿支气管血管束广泛分布大小不等结节、团块影，双肺间质增厚，部分呈串珠样。以上病变以中、下肺更显著。

第六章 淋巴瘤肺浸润

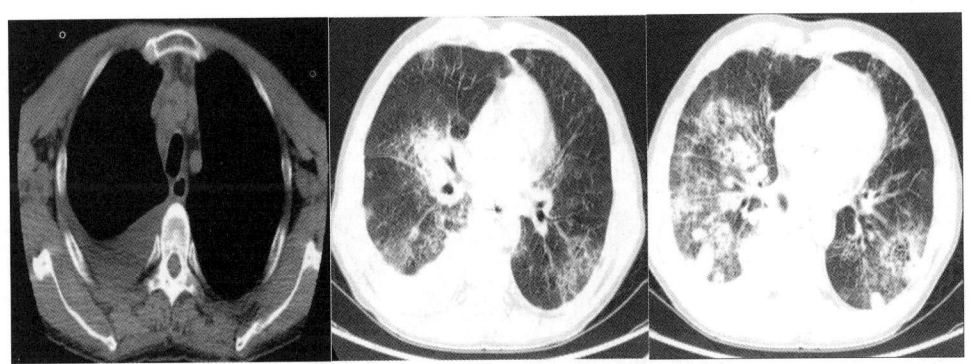

完善相关检查：

1. 炎性指标检查：

1）血常规：白细胞计数 2.55×10^9/L，中性粒细胞计数 1.87×10^9/L，中性粒细胞比率 73.3%，淋巴细胞计数 0.42×10^9/L。

2）CRP：14.67mg/L。

3）PCT：<0.1ng/mL。

2. 微生物检查：

1）呼吸道病原体八项（甲型流感病毒、乙型流感病毒、腺病毒、呼吸道合胞病毒 A 型和 B 型、肺炎衣原体、肺炎支原体、嗜肺军团菌）核酸检查：阴性。

2）两次痰及 BALF 查细菌、真菌（涂片+培养）：阴性。

3）血清 G 实验：53.39pg/mL。

4）BALF GM 实验：<0.2μg/L。

3. 血气分析：pH，7.43；$PaCO_2$，40.0mmHg；PaO_2，77.0mmHg；$PA-aDO_2$，16mmHg；PaO_2/FiO_2，367mmHg。

4. 其他：

1）胸腔积液送常规、生化检查：渗出液。

2）胸腔积液、BALF 行流式细胞术检查：大量淋巴细胞为主，未见恶性淋巴细胞。

因胸腔积液和 BALF 中以大量淋巴细胞为主，虽未见恶性淋巴细胞，但不排除淋巴瘤肺浸润（患者拒绝肺活检），给予甲基泼尼松龙 40mg bid + 哌拉西林他唑巴坦（国产）。1 周后复查胸部 CT（2020 年 7 月 22 日）：与 2020 年 7 月 10 日相比，肺部结节、团块、斑片渗出明显吸收减少，双侧锁骨上窝、髂窝及纵隔内多发小及稍大的淋巴结，较前明显缩小，双侧胸腔积液较前减少。

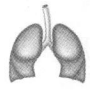
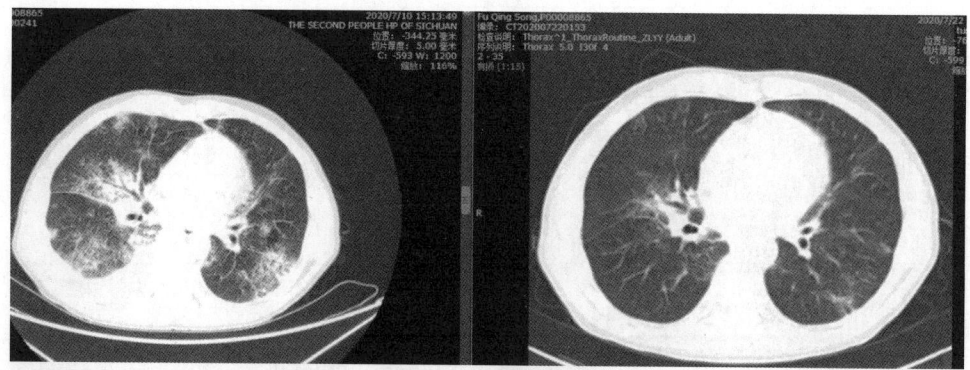
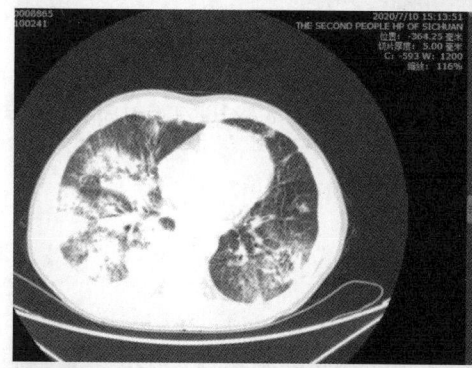
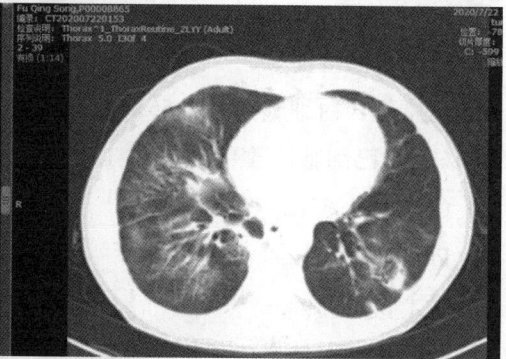
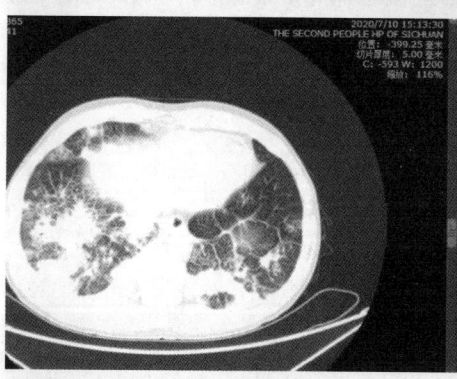
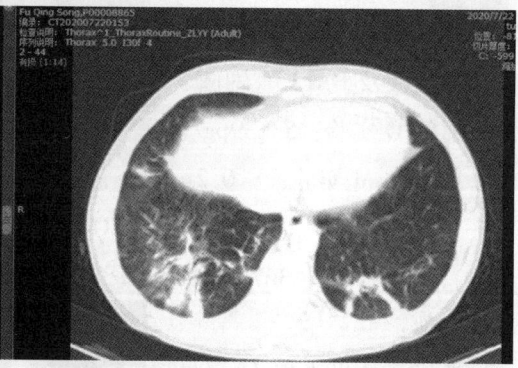

激素逐渐减量,影像持续改善。

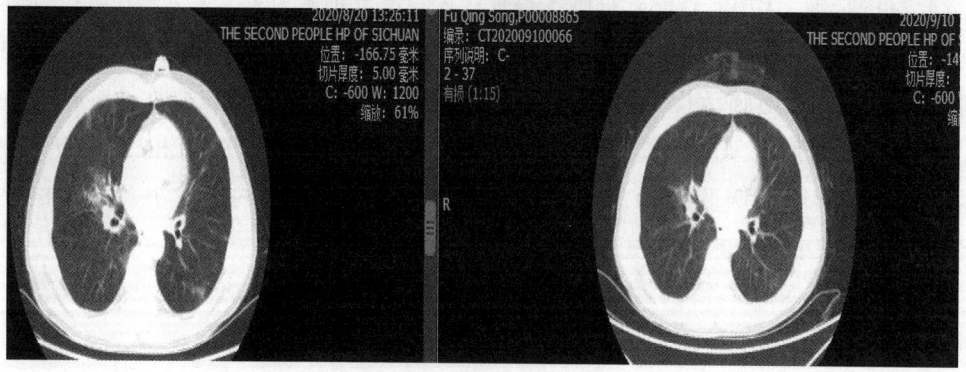

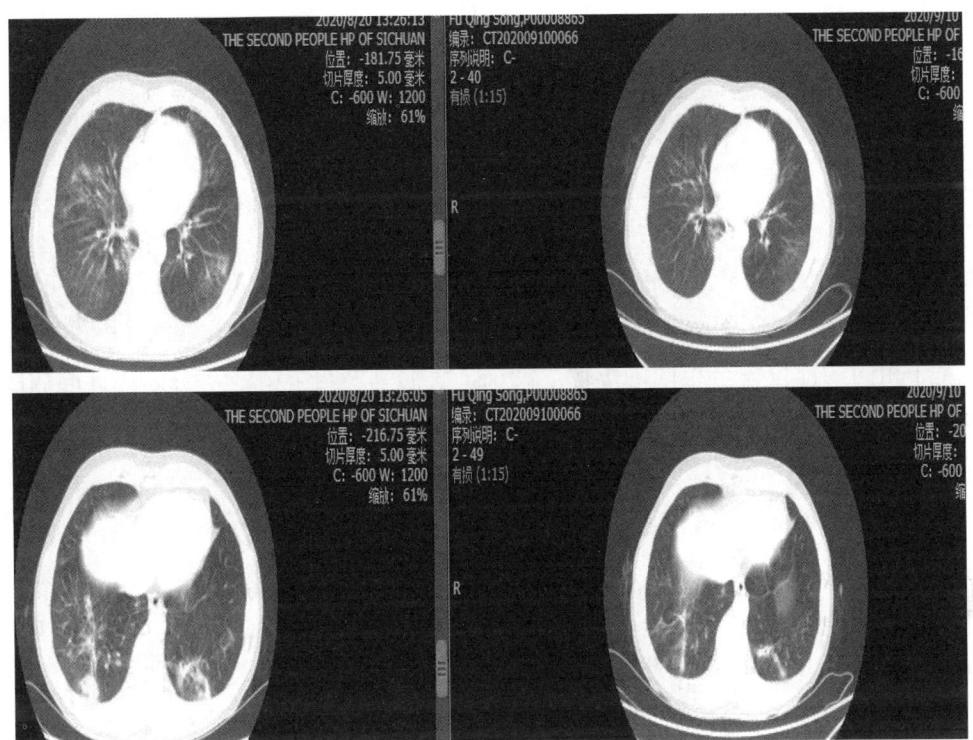

完全停用激素后约 1 月（2020 年 11 月 1 日）（期间也未进行抗肿瘤治疗），患者再次咳嗽、气紧，2020 年 11 月 20 日再次到四川省肿瘤医院住院治疗。复查胸部 CT：双侧锁骨上窝、腋窝、纵隔内多发增大淋巴结，较前增大、增多（与 2020 年 7 月相比）。

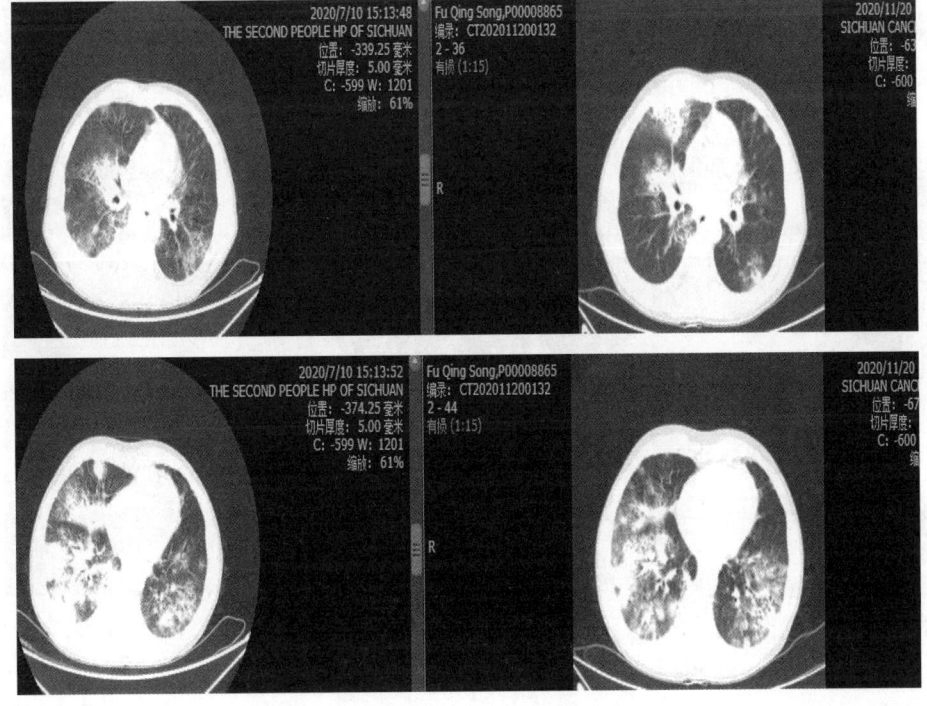

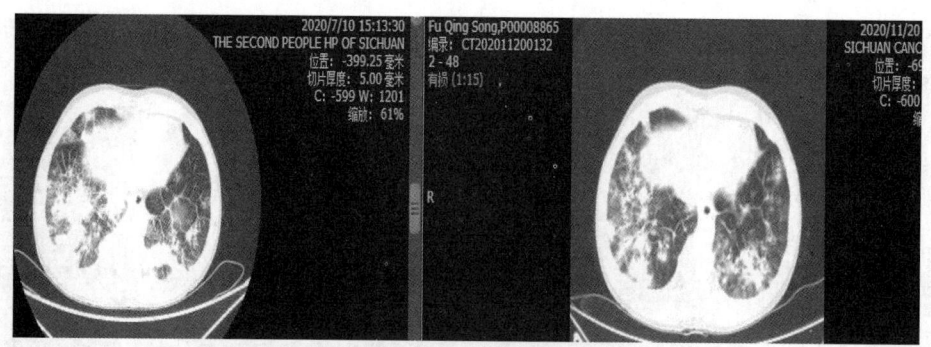

基于相同的部位完全相同的影像学特征，我们判断与 2020 年 7 月 10 日的病因相同，同样以激素治疗为主，患者症状、影像再次改善：

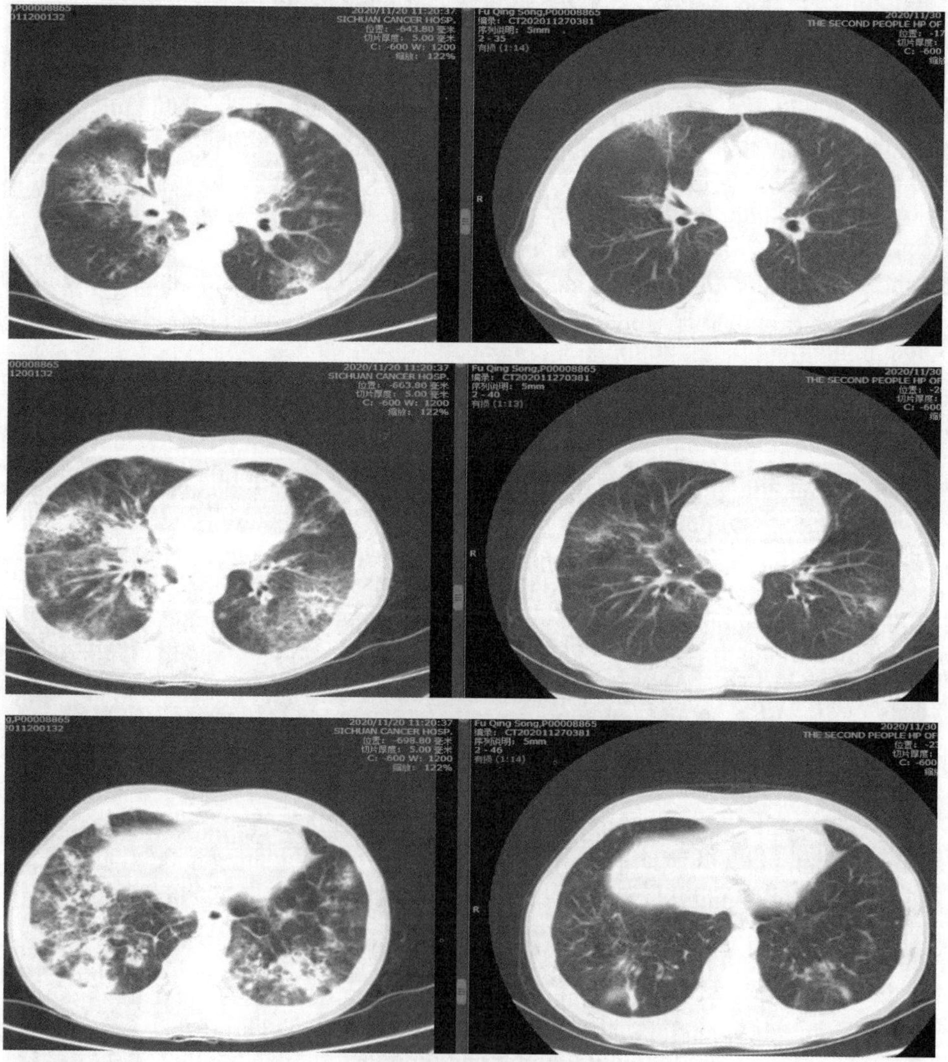

病史特点：

1. 患者淋巴瘤维持治疗中。

2. 出现咳嗽，伴活动后心累、气紧，无咳痰，无发热、肌肉酸痛、咽痛等呼吸道感染的典型症状。

3. 外院抗生素治疗无效。

4. 胸部影像：双肺广泛沿支气管血管束分布结节、团块、磨玻璃、斑片影，以中、下肺为主，双肺间质明显增厚，部分呈串珠样，纵隔等全身多处淋巴结明显较前长大。

5. BALF和胸腔积液送病原微生物检查：呼吸道常见病毒、细菌、真菌检查及抗酸染色均阴性。

6. BALF和胸腔积液行流式细胞术检查：均以淋巴细胞为主（淋巴细胞占有核细胞的95%左右），淋巴细胞中T细胞占80.0%-98.2%，但未见恶性淋巴细胞。

7. 激素治疗有效，停药后症状和影像改变再次复发，两次给予激素治疗后肺部病灶及肿大的淋巴结均快速改善。

诊断：淋巴瘤肺浸润（临床诊断）。

文献复习：

1. 淋巴瘤肺浸润误诊率高，有研究表明误诊率约高达78.26%[1]，当临床抗感染治疗后动态观察病灶无吸收，CT显示双肺多发病灶，合并出现支气管充气征、CT血管造影征，或合并有磨玻璃结节、跨叶病灶时，提示淋巴瘤肺浸润的诊断[1]。细菌感染所致的大叶性肺炎的特征包括病变部位多局限于某个肺叶或肺段，呈外周性分布，抗感染治疗后动态观察病灶有吸收，临床有相应的症状，如发热、白细胞计数升高等。而淋巴瘤肺浸润常累及多叶，呈中央性或弥漫性分布。真菌感染也可表现为双肺多发，形态多样，与淋巴瘤肺浸润有相似之处，但常有发热、咳嗽、咳痰，呼吸道微生物检查或血液抗原、抗体检查阳性等。

2. 淋巴瘤肺浸润的确诊靠肺组织活检，但不管是经皮肺穿刺活检，还是经纤支镜穿刺活检，创伤均较大，患者接受度差。通过胸腔积液、BALF等体液行流式细胞术淋巴细胞亚群分析，创伤更小、效率更高，可以给诊断提供参考。

3. 流式细胞术除了常规用于血标本的检测，在体液检测（包括胸腔积液、腹腔积液、脑脊液、BALF等）中的应用也有非常重要的意义：对淋巴瘤、白血病等血液淋巴瘤有诊断价值，对感染性疾病、免疫相关性疾病有鉴别诊断价值[2]。

4. 淋巴瘤肺浸润如无病理诊断依据，可参考以下诊断标准：

1）肺外多部位淋巴结肿大，证实为淋巴瘤。

2）肺部病灶与系统肿大淋巴结治疗反应同步。

3）无肺部细菌、真菌感染的症状、体征、检验支持，抗生素治疗无效，抗肿瘤治疗有效。

4）同时合并肺门、纵隔淋巴结肿大，而且同一部位反复发生[3]。

【参考文献】

1. 曾苗雨, 赵振军, 张金娥, 等. 淋巴瘤肺浸润的 CT 表现和病理对比 [J]. 放射学实践, 2010, 25 (9): 1007-1010.

2. 程小艳, 武会娟. 流式细胞术最新进展及临床应用 [J]. 中国免疫学杂志, 2019, 35 (10): 1271-1276.

3. 陈浩. 恶性淋巴瘤肺浸润 17 例临床分析 [J]. 中国实用内科杂志, 2007, 27 (S2): 66-67.

病例提供：李达, 任苑蓉

审核：彭玲, 赵晶, 李力

第七章　免疫检查点抑制剂相关性肺炎

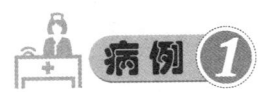

患者，男，60岁。

主诉：食管鳞癌化疗后4月，放疗结束近3月，靶向联合免疫治疗6周期，活动后气紧、心累2⁻周，加重1周。

入院日期：2019年9月27日。

病史：2019年5月，诊断为"食管鳞癌"，分期：T4N2M0，未手术。

患者主要治疗经过：

时间	方案	周期	疗效评估
2019.05.22/06.21	紫杉醇240mg d1+顺铂30mg d1-2，40mg d3	2	PD
2019.05.29—2019.07.02	食管原发灶、纵隔淋巴结放疗		PD
2019.07.21—2019.09.15	安罗替尼+卡瑞利珠单抗，200mg/2周；肝、腹壁转移病灶放疗	6	PD

免疫治疗前的胸部CT（2019年6月25日）：

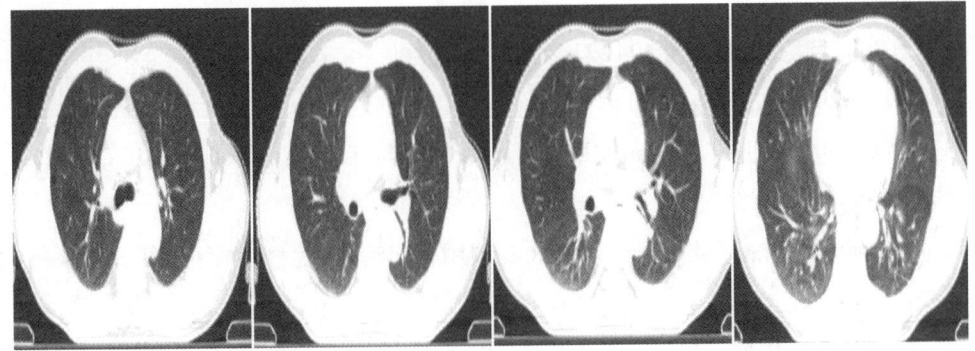

患者不明原因出现活动后气紧、心累2⁻周，加重1周，不伴明显咳嗽、咳痰、发热，住院当天（2019年9月27日）胸部CT：双肺多发磨玻璃影、条索影，左下肺少许实变影。

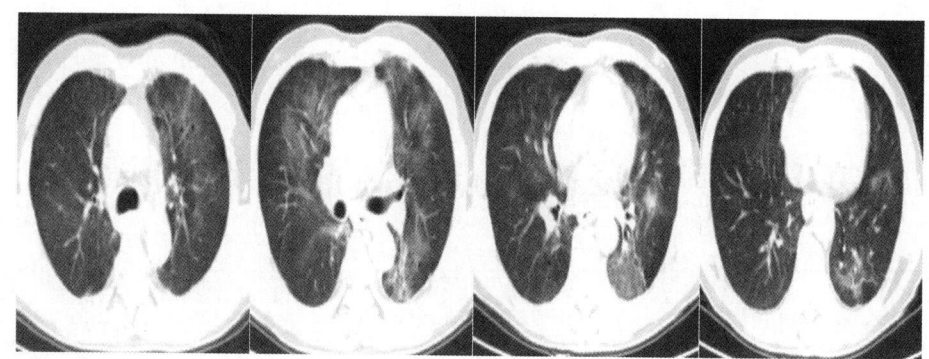

辅助检查：

1. 炎性指标检查：

1）血常规：白细胞计数 $8.58\times10^9/L$，中性粒细胞计数 $8.29\times10^9/L$，中性粒细胞比率 96.6%，淋巴细胞计数 $0.1\times10^9/L$。

2）CRP：103mg/L。

3）血沉：29mm/h。

4）PCT：＜0.1ng/mL。

2. 微生物检查：

1）呼吸道病原体八项（甲型流感病毒、乙型流感病毒、腺病毒、呼吸道合胞病毒 A 型和 B 型、肺炎衣原体、肺炎支原体、嗜肺军团菌）核酸检查：阴性。

2）CMV IgM：阴性。

3）痰和 BALF 查细菌、真菌（涂片+培养）：阴性。

4）血清 G 实验：18.69pg/mL。

3. 其他：

1）乳酸脱氢酶（LDH）：124U/L。

2）NT-proBNP：145pg/mL。

3）甲状腺功能：TSH，7.8mU/L；FT_3，1.09pmol/L；FT_4，9.1pmol/L（甲减）。

病史特点：

1. 肿瘤晚期，化疗+放疗后肿瘤进展，改用靶向治疗+免疫治疗+局部放疗，肿瘤控制不佳。

2. 免疫治疗 6 周期，最后一次免疫治疗距此次病情加重约 2 周。

3. 放疗结束已近 3 月。

4. 气紧为主要症状，无明显咳嗽、咳痰，无发热等呼吸道细菌感染的典型表现。

5. 胸部影像：双肺散在、多发磨玻璃影、条索影，与食管、纵隔淋巴结放射区似乎有一定相关性，但无明显放射野内病变重、放射野外轻的特点。

6. 呼吸道常见病原体检查阴性。

7. NT-proBNP 正常。

根据上述病史特点，应不考虑：

1. 感染性疾病、肺水肿、肺栓塞。

2. 放射性肺炎，其应该存在，但不是此次患者症状加重和肺部影像改变的主要病因。

依据：

1）食管、纵隔淋巴结转移病灶放疗结束已近 3 月；放射野内有跨肺叶、肺段的纤维条索影，但不是此次病变的主要影像改变。

2）此次肺部影像以磨玻璃影为主，明显超出放射野的范围，无内重外轻的特点。

诊断： 免疫检查点抑制剂相关性肺炎（CIP，3 级）。

给予甲基泼尼松龙 1.5mg/kg qd，患者症状减轻，后续激素逐渐减量。2019 年 10 月 8 日复查胸部 CT（与 2019 年 9 月 27 日对比）：

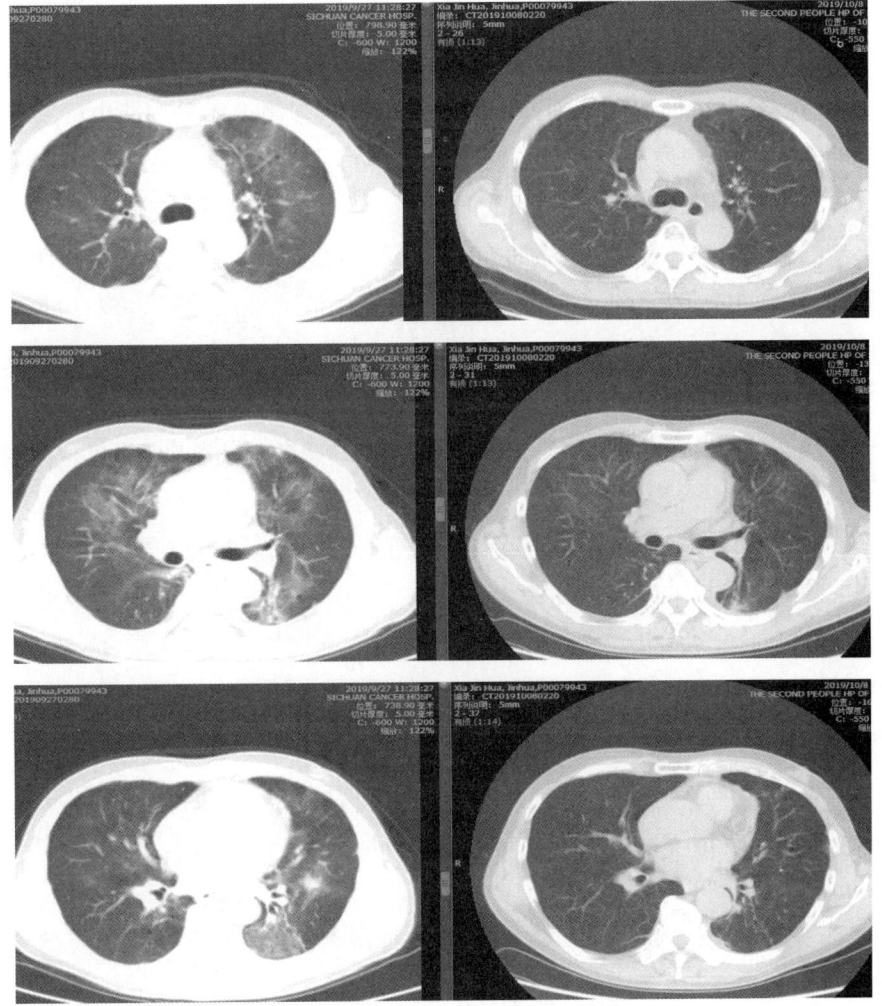

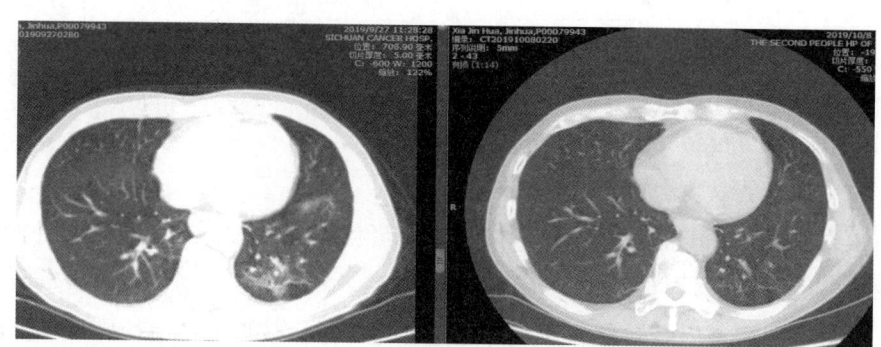

文献复习：

1. 肿瘤免疫治疗进行得如火如荼，给肿瘤患者带来了益处。但免疫检查点抑制剂相关不良反应也给患者带来了新的损伤，甚至威胁生命。

2. CIP诊断依据[1]：①有免疫检查点抑制剂相关用药史；②咳嗽，呼吸困难，伴或不伴有发热；③影像表现为快速进展的磨玻璃影、实变影等；④除外感染、肿瘤进展、肺栓塞、心功能不全等；⑤抗菌药物无效，激素有效，再次使用免疫检查点抑制剂治疗或快速停用激素可复发。需要注意的是，该病是一种除外性诊断，除外感染、肿瘤进展等是重中之重。最重要的诊断依据：①有免疫检查点抑制剂相关用药史；②有影像改变；③排除其他疾病。所以诊断CIP的重点是相对特征性的影像改变和鉴别诊断[1]。

3. CIP胸部CT可显示实变影、磨玻璃影、小叶间隔增厚、支气管血管束周围浸润、小叶中央型结节、树芽征等。上述表现可单独或同时出现。也有学者将其影像表现总结为机化性肺炎（OP）样表现、非特异性间质性肺炎（NSIP）样表现、过敏性肺炎（HP）样表现和急性间质性肺炎（AIP）/急性呼吸窘迫综合征（ARDS）样表现，有时是单个病灶，有时又是多个病灶[2]。

4. 激素治疗是CIP的主要治疗方法，大部分CIP患者对激素都很敏感，但减量应该缓慢[3]。

5. 因为对免疫检查点抑制剂相关不良反应发生机制及病理生理改变的认识不足，预测、诊断证据都不能满足临床需求，所以CIP的诊断给肿瘤科医生带来了巨大挑战。

【参考文献】

1. Chuzi S, Tavora F, Cruz M, et al. Clinical features, diagnostic challenges, and management strategies in checkpoint inhibitor-related pneumonitis [J]. Cancer Management and Research, 2017, 9: 207-213.

2. 周蓉，李丹叶，杨萌，等. 免疫检查点抑制剂导致免疫相关性肺炎的诊治进展[J]. 中日友好医院学报，2019, 33 (2): 114-116.

3. 中华医学会呼吸病学分会肺癌学组. 免疫检查点抑制剂相关肺炎诊治专家共识[J]. 中华结核和呼吸杂志, 2019, 42 (11): 820-825.

病例提供：李达，王毅，王吕雨
审核：彭玲，张石川

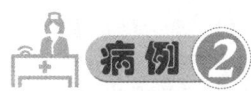

患者，男，75岁。

主诉：右肺上叶鳞癌术后9月余，反复发热伴胸闷、气紧2月，加重1周。

入院日期：2020年6月10日。

病史：2019年9月6日患者在当地医院行"右上肺中分化鳞癌根治术"，分期：pT2aN0M0，ⅠB期。术后未行进一步治疗。2020年3月复查CT发现颅脑左顶叶转移灶，于当地医院行颅内转移灶放疗，并于2020年4月17日行第1周期化疗及免疫治疗（白蛋白紫杉醇+替雷利珠单抗）。治疗当天患者出现发热、腹泻，给予对症处理，患者症状未改善，并逐渐感胸闷、气紧，于2020年4月24日行胸部CT检查：双肺新增多发磨玻璃影、斑片状密度增高影。

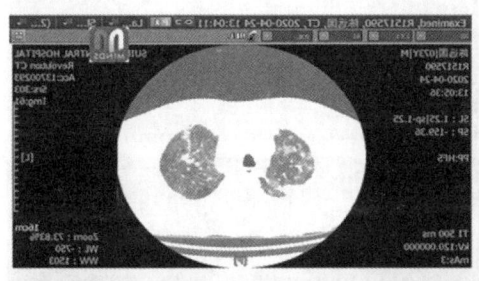
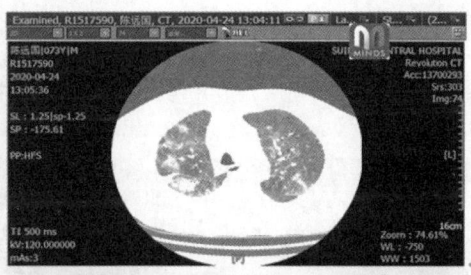
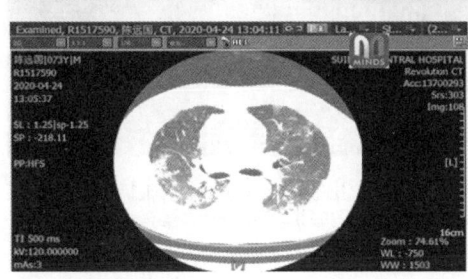
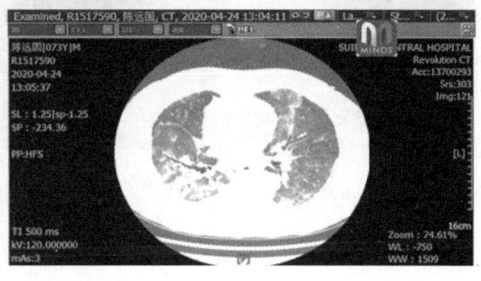

当地医院考虑诊断：

1. 免疫检查点抑制剂相关性肺炎3级（CIP 3级）。
2. 肺部细菌感染。

予以甲基泼尼松龙、头孢哌酮钠舒巴坦钠（舒普深）、免疫球蛋白等治疗，患者逐渐好转，2020年5月15日复查胸部CT提示肺内斑片状病灶明显减少。

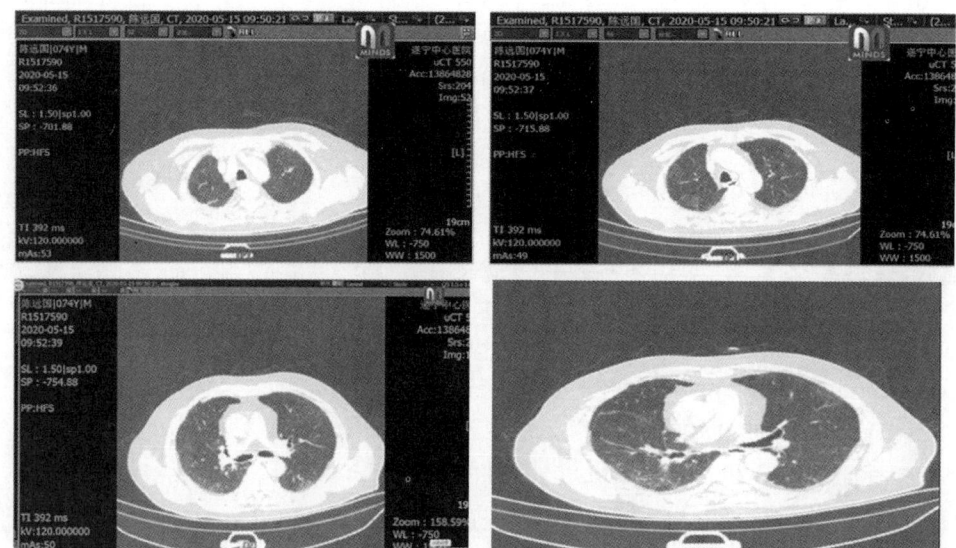

激素逐渐减量过程中,2020 年 6 月 2 日患者再次出现发热,伴咳嗽、气紧加重,再次复查胸部 CT:

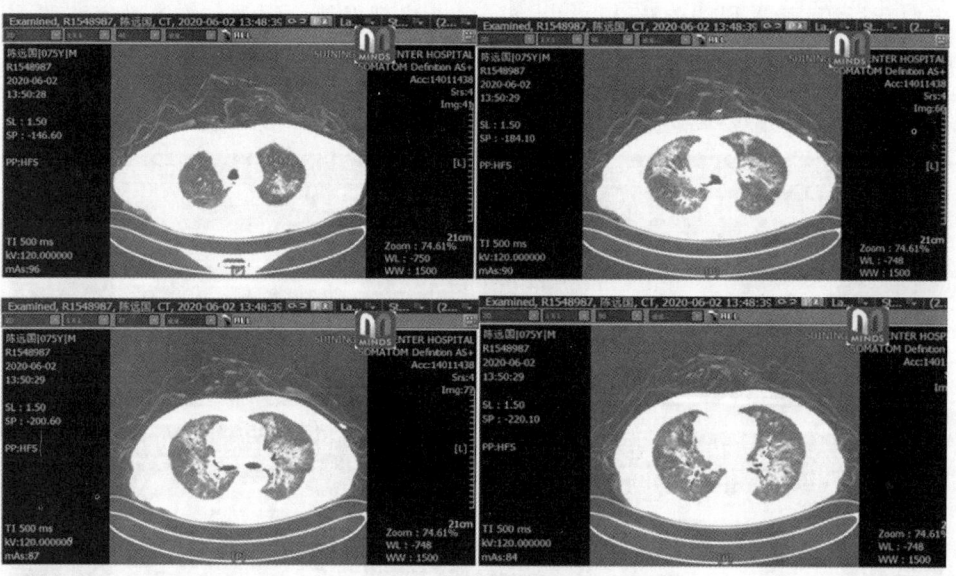

予以激素加量、抗生素等治疗,但症状仍在加重,2020 年 6 月 8 日胸部 CT:

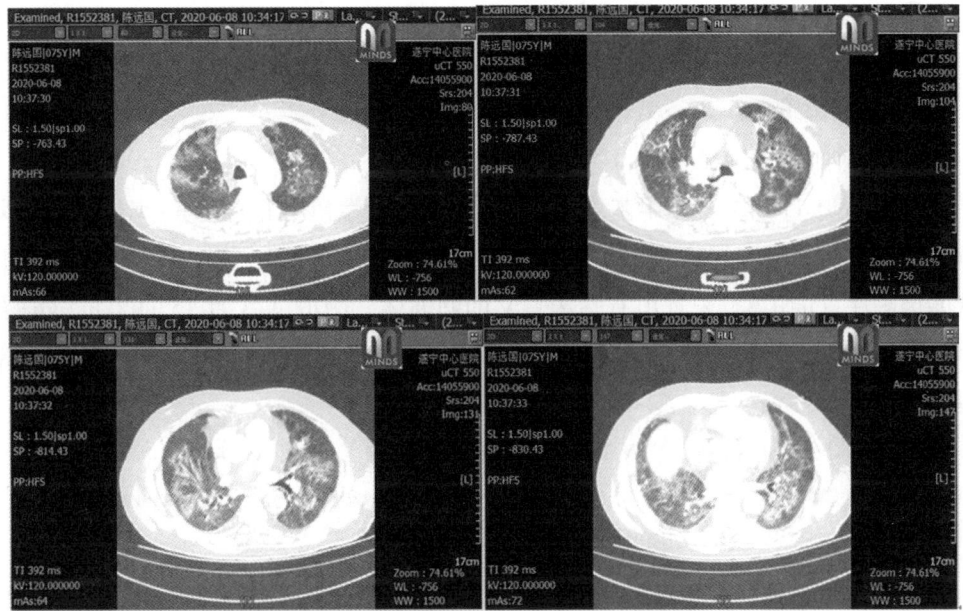

2020年6月2日、6月8日胸部影像和4月24日胸部影像都有双肺斑片状渗出影，但仍有明显差别：

时间	分布	对称性	胸膜下受侵情况
2020.06.02/06.08	以纵隔为中心	较对称	不受侵
2020.04.24	散在，边缘分布为主	不对称	胸膜下病变较多

迅速完善相关检查：

1. 炎性指标检查：

1）血常规：白细胞计数 $10.31\times10^9/L$，中性粒细胞计数 $9.63\times10^9/L$，中性粒细胞比率93.4%，淋巴细胞计数 $0.49\times10^9/L$。

2）CRP：3.21mg/L。

3）PCT：<0.1ng/mL。

2. 微生物检查：

1）呼吸道病原体八项（甲型流感病毒、乙型流感病毒、腺病毒、呼吸道合胞病毒A型和B型、肺炎衣原体、肺炎支原体、嗜肺军团菌）核酸检查：阴性。

2）两次痰查细菌、真菌（涂片+培养）：阴性。

3）血清G实验：<37.50pg/mL。

3. 血气分析：pH，7.41；$PaCO_2$，30.0mmHg；PaO_2，66.0mmHg；$PA-aDO_2$，36mmHg；PaO_2/FiO_2，314mmHg。

4. NT-proBNP：220pg/mL。

诊断：

1. CIP 3 级？
2. 肺部细菌感染？
3. 耶氏肺孢子菌肺炎（PJP）？

2020 年 6 月 11 日先给予甲基泼尼松龙抗炎，经验性使用卡泊芬净+克林霉素、头孢哌酮钠舒巴坦钠（舒普深）抗感染治疗。并行纤支镜肺泡灌洗，BALF 送检宏基因组学二代基因测序（mNGS）未查出有临床意义的病原体。2020 年 6 月 15 日停抗感染治疗［包括卡泊芬净、头孢哌酮钠舒巴坦钠（舒普深）、克林霉素］，仅给予激素及祛痰等对症支持治疗。

2020 年 6 月 17 日复查胸部 CT：较前有好转。

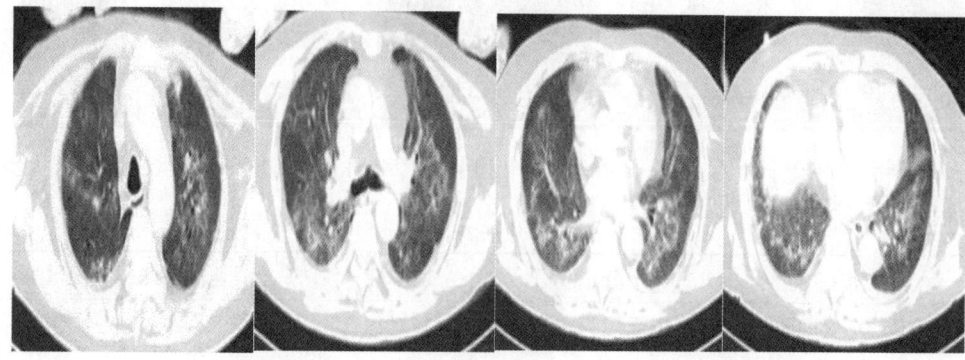

2020 年 7 月 1 日复查胸部 CT：病变明显吸收。

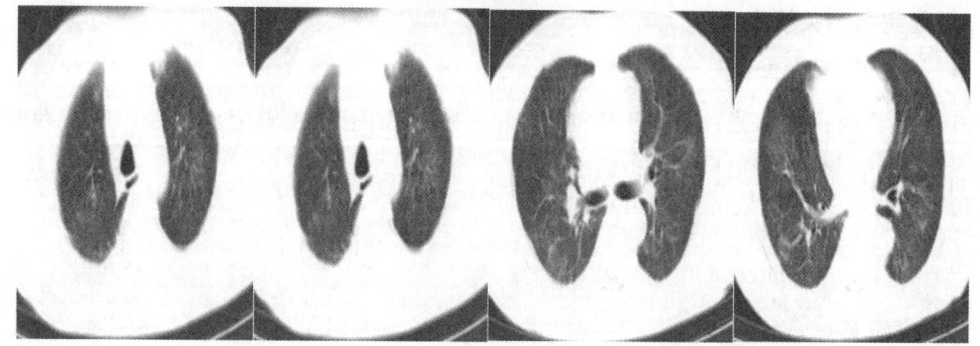

文献复习：

1. 诊断 CIP，一定要排除感染、心力衰竭等疾病。CIP 的影像改变有时与 PJP、病毒性肺炎非常相似[1]，该患者如果没有医院内微生物检查结果，没有 BALF 送 mNGS 的检查结果，没有停所有抗感染药物后症状、影像的良好转归，CIP 的诊断可能会被质疑。鉴别诊断贯穿疾病治疗的始终。

2. CIP 可发生于免疫检查点抑制剂治疗全过程，文献报道，最早可发生于用药后数小时，最长可延迟到 24.3 月，中位发病时间为 2.8 月[2]。

3. CIP缺乏特异性的临床症状；影像表现多种多样：一个部位或多部位磨玻璃影、斑片影、实变影，也缺乏特异性；无特异性血清学标志物，目前CIP缺乏有效的确诊手段。病情严重时，有时候很难除外感染，有时确实也合并细菌感染，所以激素+抗生素是临床常见的治疗策略，还常同时考虑真菌、PJP等问题，严重者初始治疗的广覆盖是常见现象[3]。

4. 治疗过程中病情加重，可能是因为初始判断错误，也可能是因为疾病未得到有效控制，或继发其他疾病，如机会性感染[4]，这需要临床医生仔细甄别。

【参考文献】

1. 中国医学会呼吸病学分会肺癌学组. 免疫检查点抑制剂相关肺炎诊治专家共识[J]. 中华结核和呼吸杂志, 2019, 42 (11)：820-825.

2. Naidoo J, Wang X, Woo KM, et al. Pneumonitis in patients treated with anti-programmed death-1/programmed death ligand 1 therapy [J]. Journal of Clinical Oncology, 2016, 35 (7)：709-717.

3. 王锋, 秦叔逵, 华海清, 等. 免疫检查点抑制剂相关性肺炎的临床特点及分型研究[J]. 临床肿瘤学杂志, 2021, 26 (6)：541-549.

4. 王汉萍, 郭潇潇, 周佳鑫, 等. 免疫检查点抑制剂相关肺炎的临床诊治建议[J]. 中国肺癌杂志, 2019, 22 (10)：621-625.

病例提供：李达，王吕雨
审核：赵晶，彭玲，蔡晓红

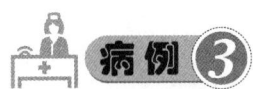

病例 3

患者，男，64岁。

主诉：右肺非小细胞癌靶向治疗联合化疗6周期后2⁺月，放疗后4⁻月，1次免疫治疗后2⁺月，咳嗽、咳痰伴气紧2⁺月。

入院日期：2021年7月8日。

病史：2020年12月患者体检发现右肺中叶-肺门区团片影，即行电子支气管镜活检，病理诊断查见非小细胞肺癌，后完善相关检查，诊断及分期为：右肺非小细胞癌（cT2N2M0，ⅢB期）。

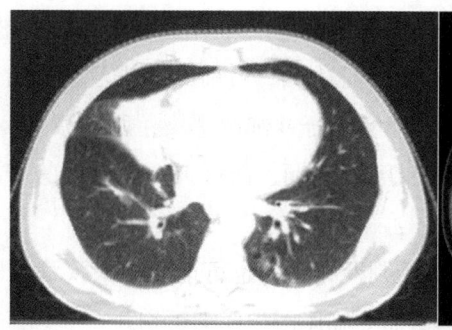
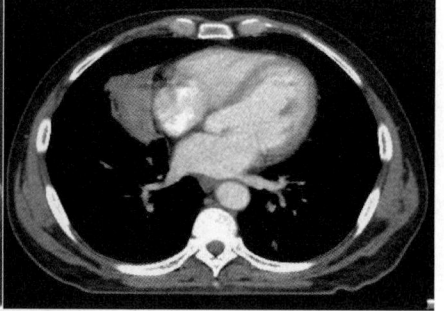

患者治疗方案：

时间	方案	周期	疗效评估
2020.12.15/2021.01.06/01.07	顺铂 45mg ivgtt d1-3+紫杉醇 240mg ivgtt d1+重组人血管内皮细胞抑制素注射液 210mg 持续泵入 7d	3	
2021.02.18	重组人血管内皮细胞抑制素注射液 210mg 持续泵入 7d	1	2021年2月18日血小板低，暂不予化疗
2021.03.05/03.31/04.23	顺铂 45mg ivgtt d1-3+紫杉醇 240mg ivgtt d1	3	
2021.02.01—2021.03.15	针对局部肿瘤及亚临床病灶行图像引导调强放疗，放疗剂量：CTV 2.15Gy/f×23f=49.45Gy，GTVln 7/GTVln4L 2.15Gy/f×28f=60.20Gy；GTV/GTVln4R 2.3Gy/f×28f=64.40Gy		
2021.04.23	替雷利珠单抗 200mg ivgtt q21d	1	

2021 年 5 月初，患者无明显诱因反复出现刺激性咳嗽，咳白痰，量多，伴活动后心悸、气紧，无发热。2021 年 5 月 13 日行胸部 CT：右肺上叶前段大片底靠外的楔形实变影及磨玻璃影，不跨肺叶分布，病灶局限，未在放射野内；放射野内肿瘤明显缩小，可见少量斑片影。

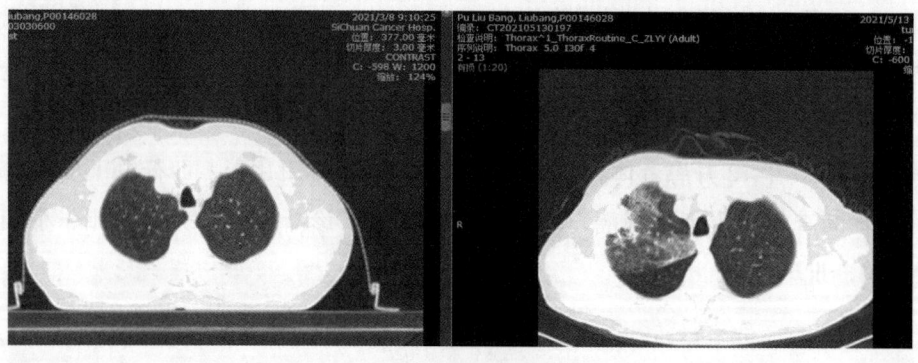

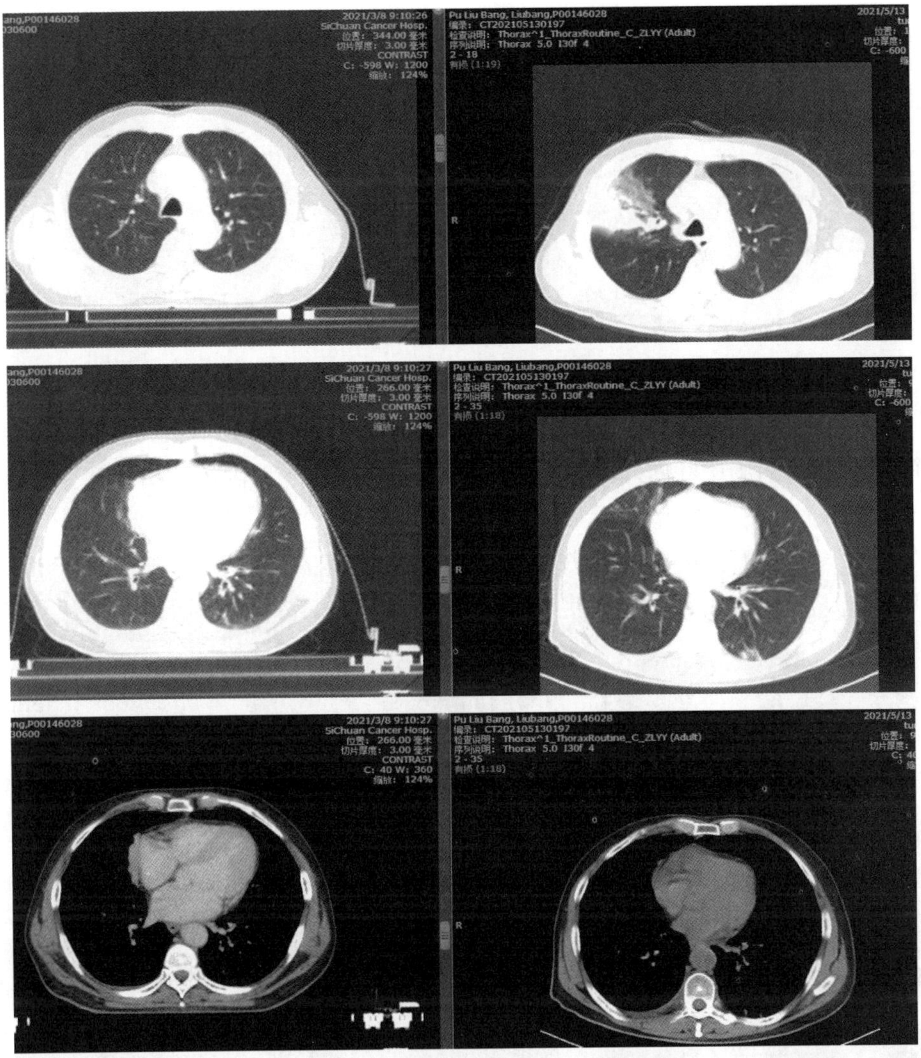

给予头孢曲松抗感染，甲基泼尼松龙（开始）40mg bid，后很快减量，疗程3周（2021年6月7日停用激素），患者咳嗽、咳痰好转，气紧症状反复。2021年5月18日和2021年6月16日分别复查胸部CT：右上肺实变病灶有明显好转，但右肺中叶内段、右肺下叶后基底段新增斑片影、磨玻璃影。

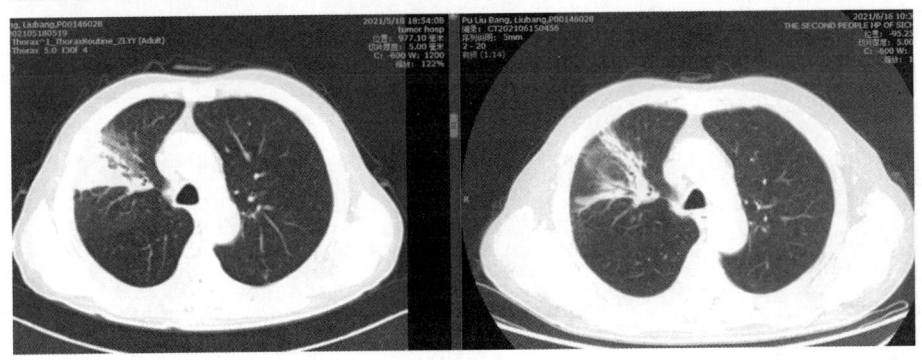

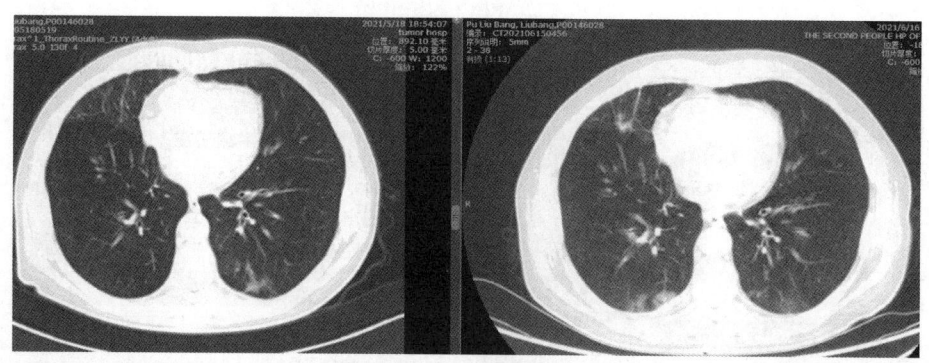

2021年7月初患者自觉气紧症状加重，无明显咳嗽、咳痰，2021年7月8日胸部CT与2021年6月16日比较：右肺上叶前段实变进一步吸收，右肺下叶基底段（后、外、前基底段）、右肺中叶内外段、左肺上叶前段、左肺下舌段斑片影、实变影、磨玻璃影明显增加，也未在放射野内。

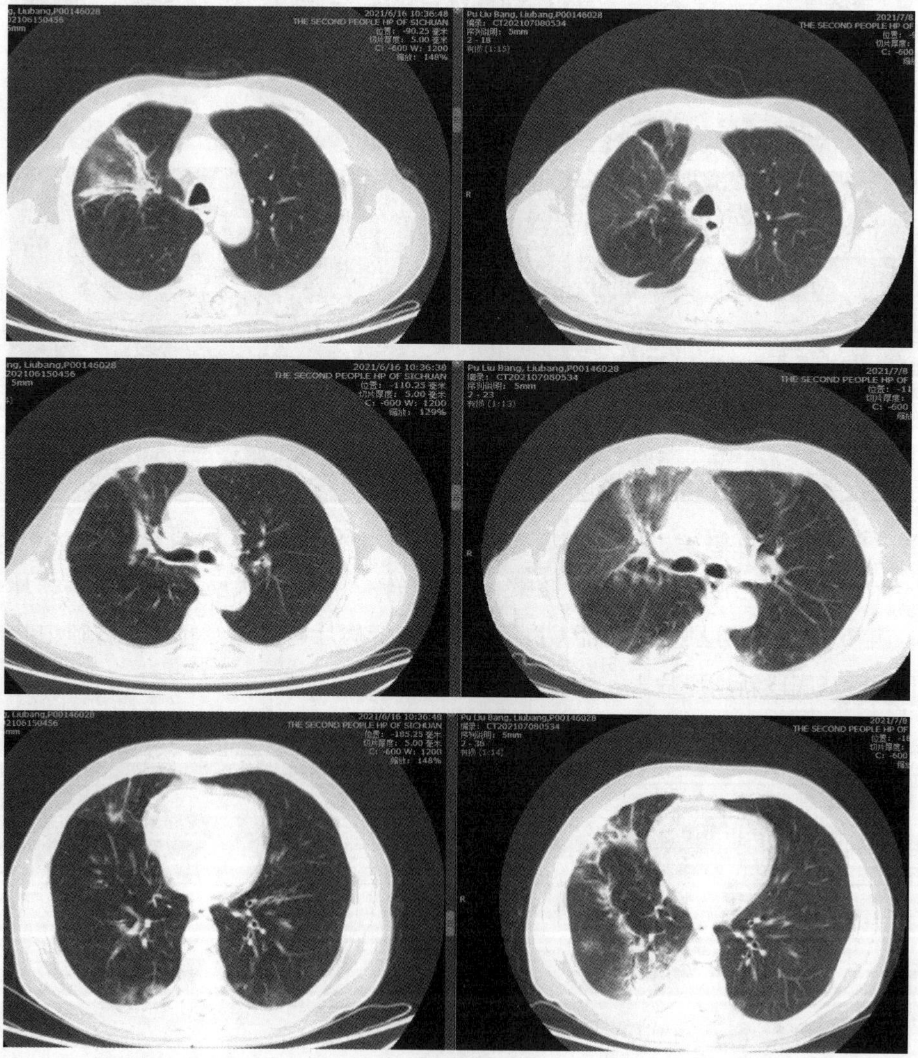

第七章　免疫检查点抑制剂相关性肺炎

2021 年 5 月 13 日到 2021 年 7 月 8 日胸部 CT 变化情况：

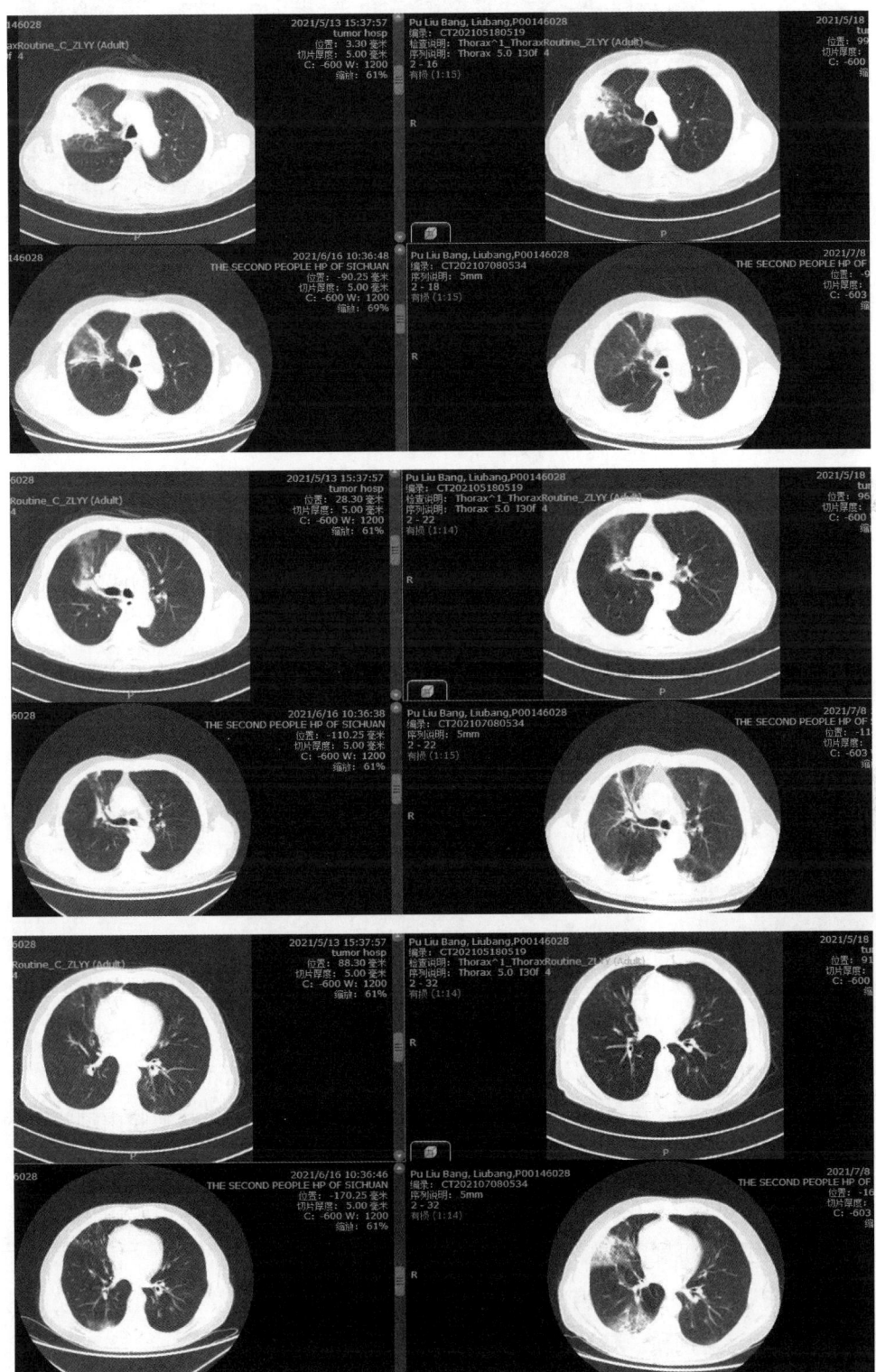

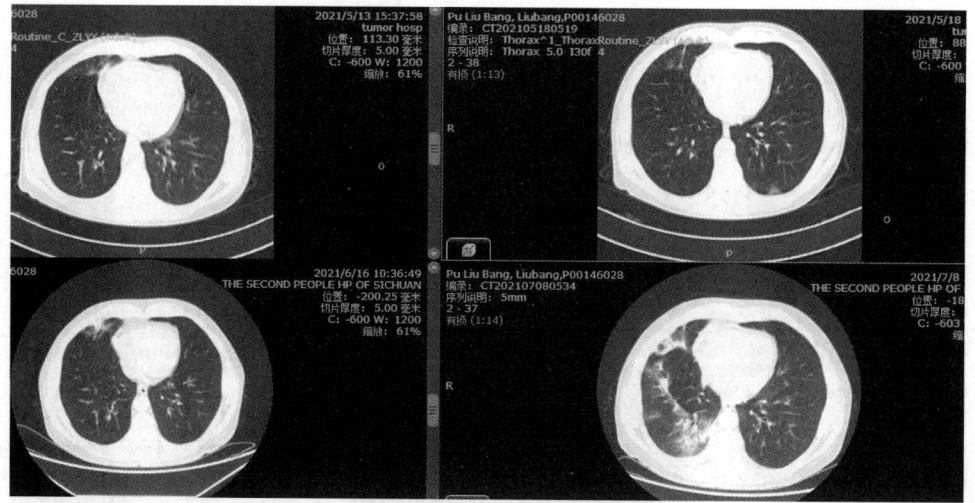

截至 2021 年 7 月 8 日，患者病史特点：

1. 肿瘤放疗结束近 4 月，1 次免疫治疗后 2 月余。

2. 反复出现气紧 2 月余，开始咳嗽，有白色泡沫痰，后无明显咳嗽、咳痰。

3. 曾抗生素+激素（甲基泼尼松龙疗程共 3 周）治疗，咳嗽、咳痰明显好转，但停用后气紧症状复发。

4. 肺部病灶部分消退的同时，又有其他新发病灶：双肺（以右肺为主）多发斑片影、实变影、磨玻璃影，病灶以近胸膜下或近周边区为主，未在放射野内。

暂考虑的诊断：

1. 继发性机化性肺炎（SOP）？

2. CIP？

暂不考虑的诊断：

1. 感染性疾病（包括细菌感染、真菌感染等）。

2. 放射性肺炎（RP）。

3. 肿瘤进展。

为了明确诊断，2021 年 7 月 13 日行 CT 引导下肺穿刺活检示：

1. 右肺中叶外段 1：少量慢性炎症细胞浸润，肺泡间隔增宽，肺泡腔内见粉染的渗出物。

2. 右肺中叶外段 2：少量慢性炎症细胞浸润，肺泡间隔增宽，肺泡腔内见粉染的渗出物，个别肺泡腔存可疑肉质样变。

3. 右肺中叶外段 3：少量慢性炎症细胞浸润，肺泡间隔增宽，肺泡腔内见粉染的渗出物及组织细胞（肺间质、肺泡腔内均未见明显结缔组织）。

考虑诊断： CIP（2 级）。

单用甲基泼尼松龙 2.5mg/kg/d，此次缓慢减量，总疗程 8 周。

随访了 2021 年 7 月 8 日、2021 年 7 月 13 日、2021 年 9 月 29 日胸部 CT 变化：

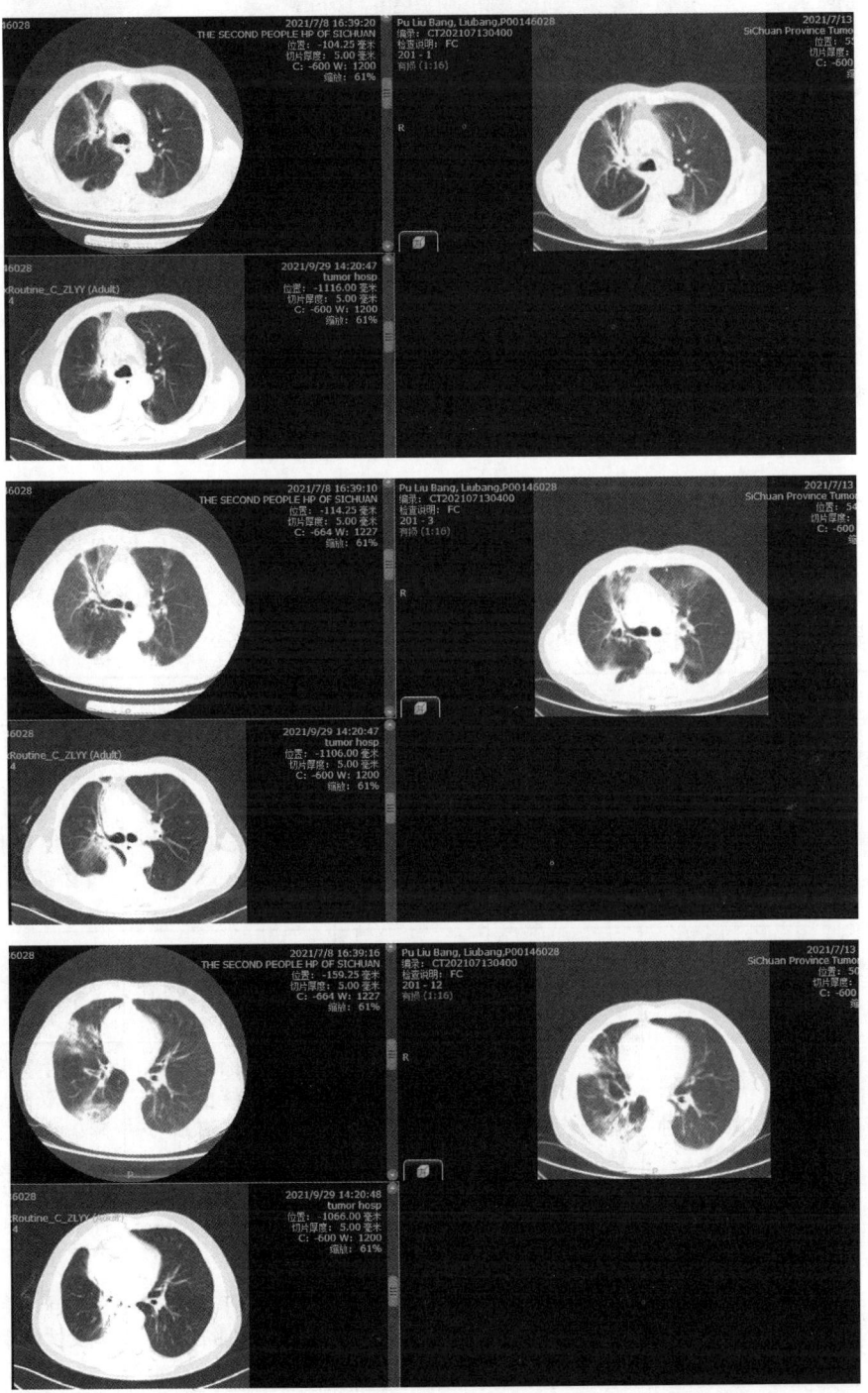

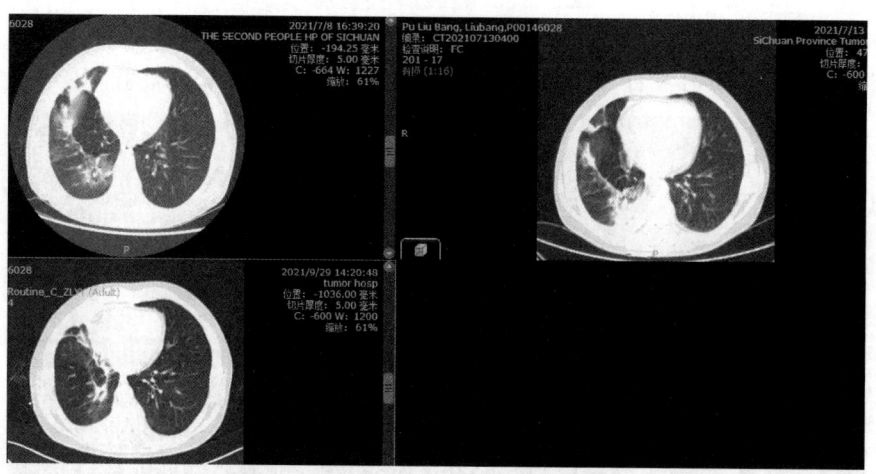

文献复习：

1. 随着肿瘤治疗手段的增多、治疗时间的延长，多种相关并发症的发生风险明显增加，如感染、RP、CIP、药物相关性间质性肺疾病（DILD）、SOP 等，可能先后出现，也可能同时出现，还可能只是一种并发症反复出现，需临床医生仔细鉴别。

2. 肺部各种感染、肿瘤进展、肺水肿等疾病都有相对特异性的诊断方法，但 CIP 缺乏特异性诊断方法，特别是合并多种并发症时更难准确判断[1,3]。

疾病	病因	危险因素	症状	检查	影像
CIP	使用免疫检查点抑制剂	高龄、吸烟、肺部基础疾病、肺部放疗、免疫联合治疗等	新发或加重的呼吸困难、咳嗽、发热、乏力等	各种病原学检查阴性，低氧血症	磨玻璃影、斑片状实变影、小叶间隔增厚、网格状影、牵拉性支气管扩张、纤维条索影等
肺部细菌感染	各种细菌	免疫受损	咳嗽、咳脓痰、发热	血象升高、PCT升高，病原学检查阳性等	斑片影、实变影为主
非典型肺炎	肺炎支原体、肺炎衣原体等	流行病学接触史	亚急性发病，持续性干咳、发热、咽痛、头痛等	呼吸道标本相关病原体核酸检查阳性，血清肺炎支原体、肺炎衣原体抗体滴度4倍及以上升高	支气管壁增厚，单侧或双侧磨玻璃影、小结节影、实变影，多位于肺下叶，呈小叶性分布
SOP	感染、药物、放疗、吸入性损伤、结缔组织病等		乏力、干咳、气紧、发热	细支气管及以下肉芽组织形成	多肺叶、多形性、多变性的浸润影

续表

疾病	病因	危险因素	症状	检查	影像
肺水肿	心血管疾病等	液体负荷过大、感染等	气紧、心悸、咳粉红色泡沫痰、尿少、不能平卧等	BNP升高，心电图异常，心影增大等	小叶间隔增厚，弥漫性磨玻璃影或中央及肺门旁实变呈蝶翼影，胸腔积液

3. CIP诊断标准中，肺部影像特征非常重要，但也不具有特异性。我国把CIP的影像改变分为三类：磨玻璃影、斑片实变影、网格状影，可单发，也可多发，其中以磨玻璃影、斑片实变影最为常见[2]。

4. 该病例通过病理活检排除感染、肿瘤等疾病，也无机化性肺炎的典型病理改变。

5. CIP的治疗以激素为主，2级以上CIP激素治疗方案是至症状及影像改善后逐渐减量，治疗疗程大于6周，疗程不够容易复发[3]。

6. 激素的合理使用前提是正确的诊断：如CIP、RP激素疗程相对较长，特别是CIP激素剂量相对较大。

【参考文献】

1. 周蓉，李丹叶，杨萌，等. 免疫检查点抑制剂导致免疫相关肺炎的诊治进展[J]. 中日友好医院学报，2019，33（2）：114-116.

2. 王锋，秦叔逵，华海清，等. 免疫检查点抑制剂相关性肺炎的临床特点及分型研究[J]. 临床肿瘤学杂志，2021，26（6）：541-549.

3. 中华医学会呼吸病学分会肺癌学组. 免疫检查点抑制剂相关肺炎诊治专家共识[J]. 中华结核和呼吸杂志，2019，42（11）：820-825.

病例提供：周秋曦，黄叶才，王吕雨

审核：彭玲，罗裕坤

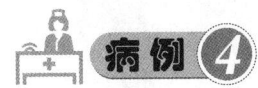

患者，男，65岁。

主诉：确诊右肺下叶腺癌27天。

入院日期：2021年3月29日。

病史：2021年1月，患者因胸背部疼痛，在外院行胸部CT提示：右肺下叶后基底段胸膜下见大小约3.4cm×2.7cm结节影，与胸膜分辨不清，边缘见血管影；纵隔内小淋巴结；右侧胸竖脊肌局部肿胀，双侧腋窝小淋巴结。2021年2月25日行PET-CT：①右肺下叶团片影（2.7cm×2.4cm），代谢增高；双肺门淋巴结肿大，颈部、胸背部、臀部等全身多处肌肉低密度肿块影，代谢增高，均考虑恶性肿瘤所致；②胰腺体部、双肾上腺局部结节样代谢增高灶。2021年3月2日在四川省肿瘤医院行全麻下"右背部胸壁肿瘤切除术+筋膜组织瓣成形术"，术中见：病灶位于右背部，约2cm×2cm大小，剖面内可见灰黄色质软易碎鱼肉状实质性组织，邻近皮下、软组织，肌肉充血水肿严重。术后病理示：恶性肿瘤；免疫组化示：非小细胞癌，倾向腺癌；免疫表型：CKp（++）、EMA（++）、Vim（-）、CK7（++）、CK20（个别+）、Villin（-）、Ki-67（+，80%）、TTF-1（+）、NapsinA（-）、CD117（-）、CR（-）、MC（-）、P40（小灶+）、GATA-3（-）。2021年3月中旬患者出现头晕，吐词欠清，左耳听力下降，偶有左侧跛行。颅脑及颈部MRI增强扫描：寰椎右侧及邻近枕骨异常信号片状影，转移可能性大，项部、左侧枕部、左侧额顶部皮下及软组织区多发结节影、条片影及肿块影，部分病灶与局部棘突分界不清，均考虑转移所致。2021年3月19日外送燃石组织PD-L1提示TPS（0%），CPS 5；组织基因（168基因）检测示：*MET*基因拷贝数扩增（丰度CN：7.5），*TP53*基因4号外显子p.A83fs移码突变（丰度49.62%），*CDK6*基因拷贝数扩增（丰度CN：9.5），*ALK*、*BRAF*、*EGFR*、*ERBB2*、*KRAS*、*RET*、*ROS*1均阴性；燃石血液基因（168基因）检测示：*MET*基因拷贝数扩增（丰度CN：4.6），*TP53*基因4号外显子p.A83fs移码突变（丰度29.71%），*CDK6*基因拷贝数扩增（丰度CN：5.5），*ALK*、*BRAF*、*EGFR*、*ERBB2*、*KRAS*、*RET*、*ROS*1均阴性。

患者初诊时胸部CT：双肺胸膜下磨玻璃影、网格状影，以双下肺基底部为主，可见牵拉性支气管扩张。

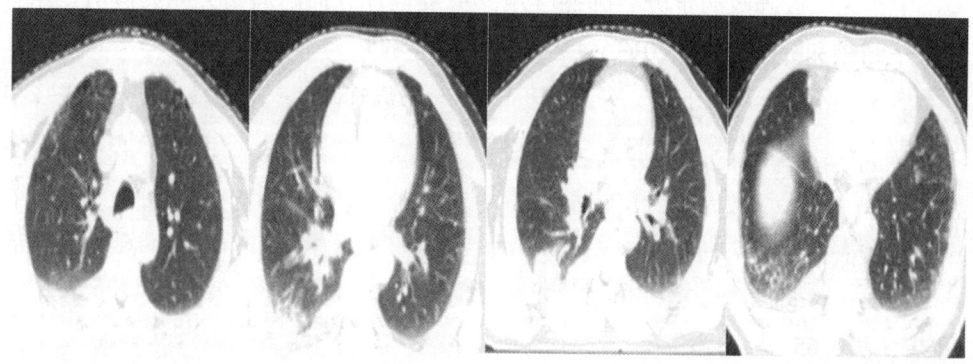

既往史：

1. 无系统性红斑狼疮、类风湿关节炎等结缔组织病病史。

2. 无长期特殊药物（包括胺碘酮、中药等）使用史。

3. 无环境、职业等暴露史（如霉菌、羽绒、动物、铜铅钢等金属粉尘、木屑、植物粉尘、牲畜、石材抛光及切割等）。

4. 有长期吸烟史。

初步诊断：

1. 右肺下叶腺癌伴双侧肺门淋巴结及颈部、胸部、臀部等多处肌肉转移（T1cN3M1c，ⅣB 期），PD-L1 阴性，*MET*、*TP53*、*CDK6* 阳性，*ALK*、*ROS1*、*EGFR*、*RET* 阴性。

2. 非特异性间质性肺炎（NSIP）。

2021 年 3 月 31 日行第一周期卡瑞利珠单抗免疫治疗，联合培美曲塞+卡铂化疗。

2021 年 4 月 4 日患者出现发热，稍感气紧。复查：

1. 血常规：白细胞计数 7.95×10^9/L，中性粒细胞计数 7.03×10^9/L，中性粒细胞比率 88.4%，淋巴细胞计数 0.81×10^9/L。

2. CRP：171.28mg/L。

3. PCT：2.41ng/mL。

4. 胸部 CT：较化疗前无明显变化。

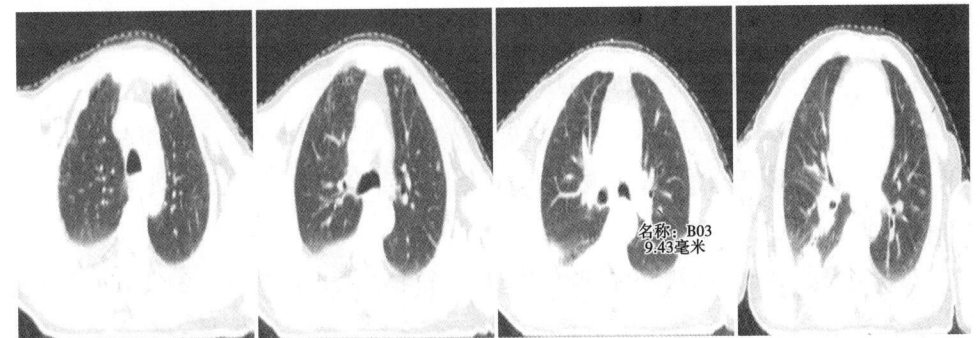

予头孢哌酮钠舒巴坦钠（舒普深）抗感染治疗后体温仍有波动，临时给予甲基泼尼松龙 40mg 控制气紧。2021 年 4 月 14 日感活动后气紧明显加重。

紧急完善相关检查：

1. 炎性指标检查：

1) 血常规：白细胞计数 9.59×10^9/L，中性粒细胞计数 8.14×10^9/L，中性粒细胞比率 84.9%，淋巴细胞计数 1.11×10^9/L。

2) CRP：211.28mg/L。

3) PCT：0.41ng/mL。

2. 微生物检查：

1) 呼吸道病原体八项（甲型流感病毒、乙型流感病毒、呼吸道合胞病毒 A 型和 B 型、腺病毒、肺炎衣原体、肺炎支原体、嗜肺军团菌）核酸检查：阴性。

2) 两次痰查细菌、真菌（涂片+培养）：阴性。

3. 血气分析：pH，7.40；$PaCO_2$，33.0mmHg；PaO_2，60.0mmHg；$PA-aDO_2$，117mmHg；PaO_2/FiO_2，190mmHg。

4. NT-proBNP：121pg/mL。

5. CT肺动脉造影（CTPA）：肺动脉各段未见充盈缺损，双肺大片广泛分布网格状影、磨玻璃影，呈急性间质性肺炎（AIP）表现。

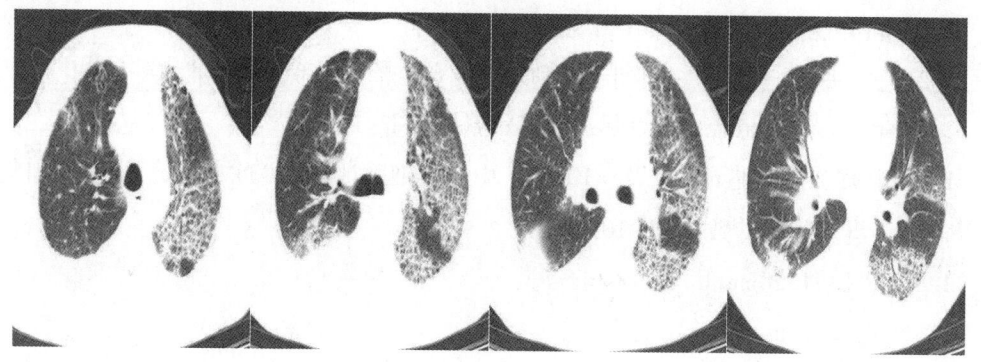

病史特点：

1. 老年男性，肺腺癌，肿瘤快速沿椎旁竖脊肌、肌间隙等全身广泛转移，胸部手术后1月，完成第一周期化疗+免疫治疗。

2. 肿瘤化疗+免疫治疗后第4天，开始发热，逐渐加重的气紧，有咳嗽，少痰。

3. 抗生素及间断激素治疗，咳嗽、气紧及PCT都有所好转，但发热反复，10天后气紧症状又明显加重。

4. 患者初诊肿瘤时胸部影像有典型IPF（非特异性间质性肺炎）的特点：双肺靠近胸膜磨玻璃影和网格状影，双下肺受累更明显，伴牵拉性支气管扩张，支气管血管束稍增粗。

5. 免疫治疗后14天，因气紧加重，行胸部CT发现双肺多发、大片网格状影、磨玻璃影，呈AIP表现。

6. 暂排除感染、肺栓塞、肺水肿、肺部肿瘤进展。

考虑：

1. CIP？

2. AE-IPF？

鉴别：

1. AE-IPF的诊断标准[1]：①既往或目前诊断为IPF；②出现典型急性呼吸困难症状或症状恶化时间<1月；③胸部CT检查提示在原来网格状影或蜂窝影表现背景下新出现双肺弥漫性磨玻璃影和（或）实变影；④可排除心力衰竭或液体超负荷。

该患者新发生的大片网格状影、磨玻璃影与既往存在的胸膜下磨玻璃影和网格状影部位上没有明显连续性,既往病变没有加重,所以不首先考虑 AE-IPF。

2. CIP 的影像学分类:CIP 的影像表现多样,可表现为双肺野散在或弥漫性磨玻璃影、斑片状实变影、小叶间隔增厚、网格状影、牵拉性支气管扩张及纤维条索影等[2]。也有学者将其影像表现总结为机化性肺炎(OP)样表现、非特异性间质性肺炎(NSIP)样表现、过敏性肺炎(HP)样表现和急性间质性肺炎(AIP)/急性呼吸窘迫综合征(ARDS)样表现[3]。

该患者影像表现:双肺弥漫性不均匀分布网格状影、磨玻璃影,呈铺路石征,可见支气管扩张,左上肺网格状影为主,似 AIP。

治疗:

1. 甲基泼尼松龙 40mg ivgtt bid。
2. 头孢哌酮钠舒巴坦钠(舒普深)继续抗感染等治疗,患者气紧症状有所好转。

以下是 2021 年 4 月 4 日出现发热后 4 月 7 日、4 月 14 日气紧明显加重、激素规律使用 1 周后(4 月 21 日)3 个时间段胸部 CT 动态变化情况:网格状影、磨玻璃影有部分吸收。

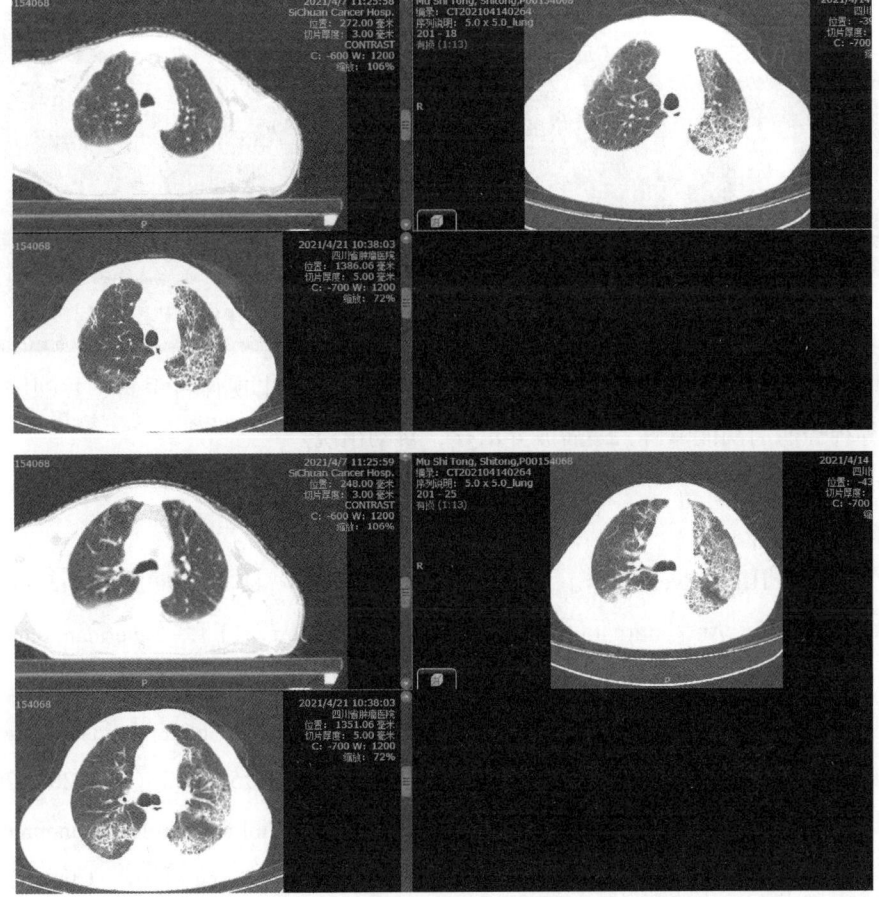

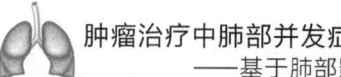

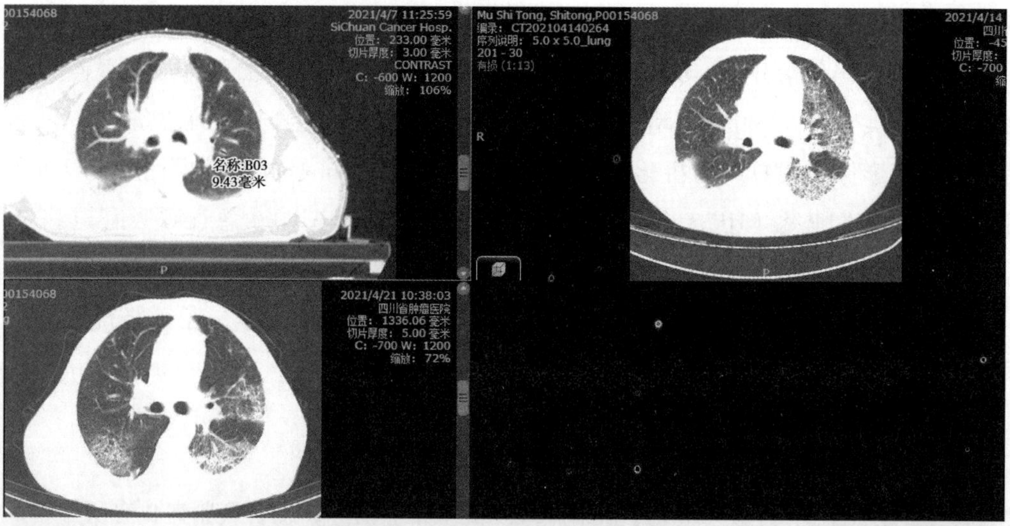

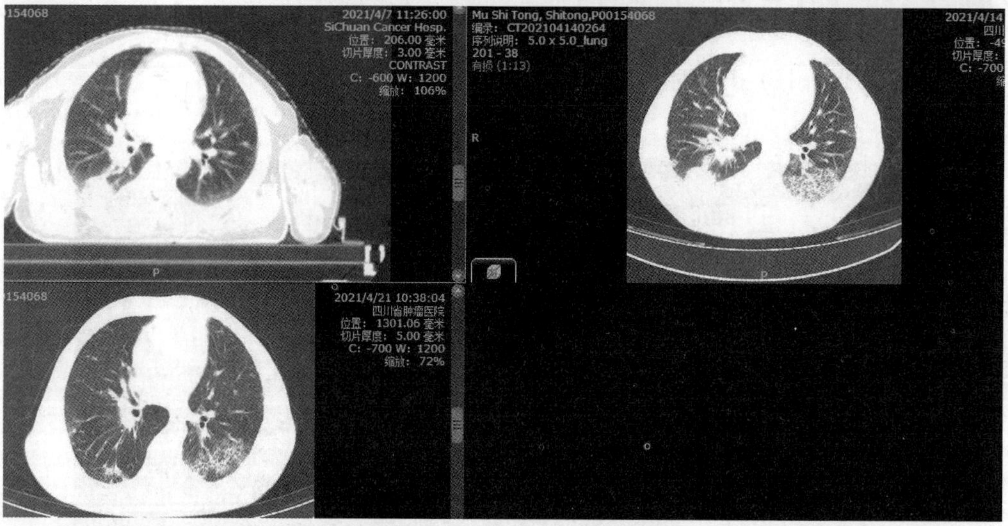

因肿瘤进展迅速,主要侵袭肌肉神经系统,患者先后出现伸舌歪斜、吞咽困难、饮水呛咳等神经肌肉功能障碍,最后放弃治疗,自动出院。

【参考文献】

1. Collard HR, Ryerson CJ, Corte TJ, et al. Acute exacerbation of idiopathic pulmonary fibrosis. An international working group report [J]. American Journal of Respiratory and Critical Care Medicine, 2016, 194 (3): 265-275.

2. Nishino M, Sholl LM, Hodi FS, et al. Anti-PD-1-related pneumonitis during cancer immunotherapy [J]. The New England Journal of Medicine, 2015, 373 (3): 288-290.

3. Nishino M, Ramaiya NH, Awad MM, et al. PD-1 inhibitor-related pneumonitis in advanced cancer patients: radio graphic patterns and clinical course [J]. Clinical Cancer

Research, 2016, 22 (24): 6051-6060.

病例提供：周秋曦，王吕雨，李鑫
审核：彭玲，魏阳

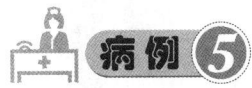 病例 5

患者，男，65 岁。

主诉：食管鳞癌术后近 3 月，反复咳嗽、咳痰 2 月余，加重伴发热 10 天。

入院日期：2021 年 11 月 3 日。

病史：2021 年 8 月 15 日，患者因吞咽困难在外院行胃镜检查和食管癌根治术。术后病理示：距食管断端 0.3cm 处髓质性浸润，侵及食管全层，下段食管旁、贲门旁、胃左淋巴结查见癌转移（1/1，1/1，1/7）；免疫组化：CK（+），CK7（+），CK5/6（+），P63（+），CK14（+），CK34（未显示血管内癌栓），D2-40（显示淋巴结内癌栓），Ki-67（+，40%），S100（未显示神经侵犯）。

术后患者肿瘤治疗经过：

时间	方案	周期	疗效评估
2021.09.17/10.10	紫杉醇 160mg d1+卡铂 300mg d1 q3w	2	SD
2021.09.17/10.10	信迪利单抗 200mg d1 q3w	2	
2021.09.26—2021.10.24	图像引导下调强对吻合口（PGTV 2.0Gy/f qd）、亚临床病灶（PCTV 2.0Gy/f qd）放疗，共完成 20 次（计划 25 次）		SD

化疗联合免疫治疗前的胸部 CT（2021 年 9 月 17 日）：

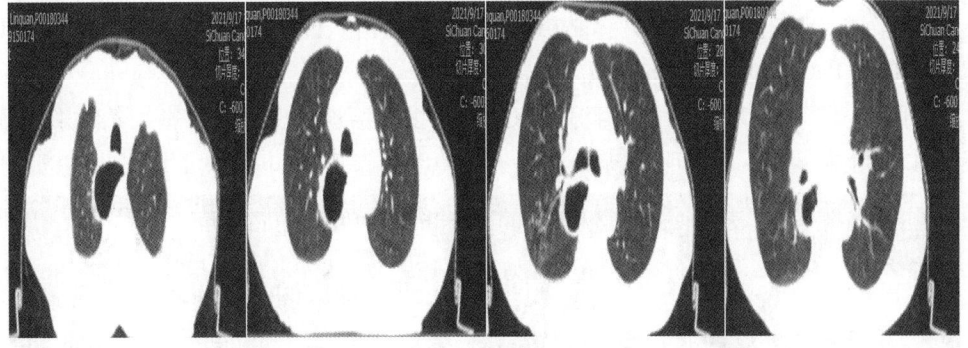

2021 年 10 月 24 日，患者受凉后出现咳嗽、咳脓痰、发热（39℃）、活动后气紧，经外院抗生素治疗，咳嗽、咳痰好转。于 2021 年 10 月 29 日复查胸部 CT：双肺上叶前段、右肺下叶背段新增多发磨玻璃影、条索影。

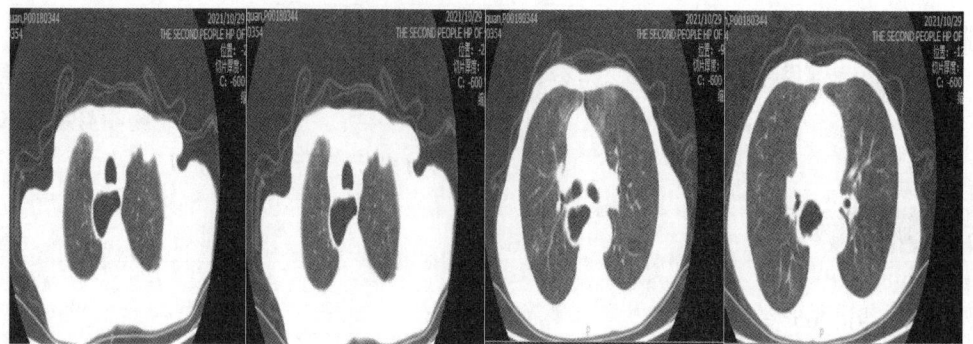

但继续治疗中,仍反复发热,气紧逐渐明显加重,于 2021 年 11 月 3 日到四川省肿瘤医院继续治疗。

入院后辅助检查:

1. 炎性指标检查:

1)血常规:中性粒细胞计数 7.29×10^9/L,中性粒细胞比率 86.6%,其他正常。

2)CRP:43mg/L。

3)PCT:<0.07ng/mL。

2. 微生物检查:

1)呼吸道病原体八项(甲型流感病毒、乙型流感病毒、腺病毒、呼吸道合胞病毒 A 型和 B 型、肺炎衣原体、肺炎支原体、嗜肺军团菌)核酸检查:阴性。

2)痰查细菌、真菌(涂片+培养):阴性。

3)双套血培养:阴性。

4)血清 G 实验:28.19pg/mL。

3. 其他:

1)NT-proBNP:105pg/mL。

2)甲状腺功能:TSH,8.8mU/L;FT_3,1.01pmol/L;FT_4,8.4pmol/L(甲减)。

3)血气分析:pH,7.47;$PaCO_2$,44.0mmHg;PaO_2,82mmHg;$PA-aDO_2$,131.0mmHg;PaO_2/FiO_2,200mmHg。

4)胸部 CT(2021 年 11 月 8 日):双肺散在多发磨玻璃密度斑片影、条索影、结节影,双肺上叶为显著,较前明显新增。

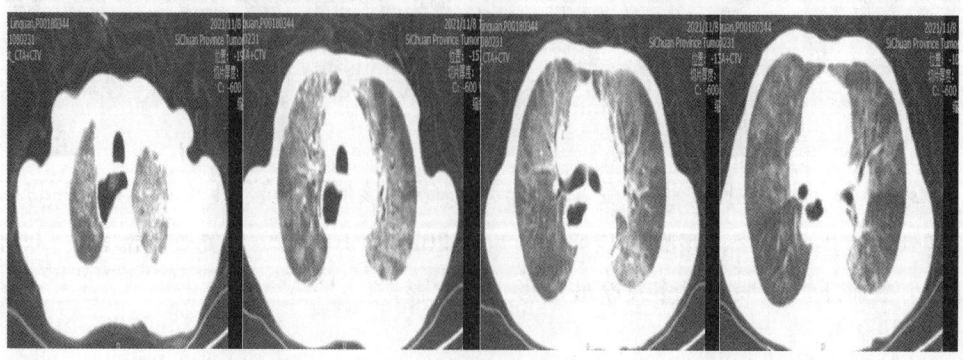

病史特点：

1. 食管癌术后，化疗联合免疫治疗2周期后，食管吻合口、亚临床病灶放疗中。

2. 免疫治疗开始到出现咳嗽、咳痰、气紧、发热症状及肺部影像改变约有40天。

3. 咳嗽、咳痰、气紧、发热症状初期给予抗生素治疗，咳嗽、咳痰明显好转，但气紧、发热没有明显改善。

4. 呼吸道常见病原体检查阴性，NT-proBNP正常。

5. 胸部影像：双肺散在、多发磨玻璃影、条索影，与食管等放射区没有相关性，无放射野内病变重、放射野外轻的特点。

根据上述病史特点，此次住院后暂不考虑：肺部感染性疾病、肺水肿、肺栓塞、放射性肺炎。

诊断： CIP（3级）。

给予甲基泼尼松龙1.5mg/kg qd，患者症状减轻，后续激素逐渐减量。2021年11月15日复查胸部CT：双肺多发磨玻璃影明显吸收。

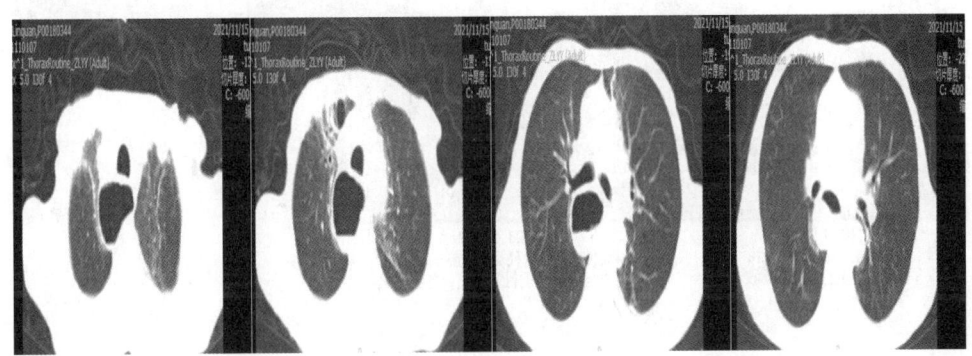

总结：

1. 患者完全满足CIP诊断标准的前4条。

2. 临床实践中，CIP最常见影像改变是双肺散在、多发磨玻璃影，这种影像类型对激素治疗较为敏感。

病例提供：周秋曦，贾洪源
审核：彭玲，周鹏

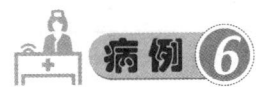

患者，男，56岁。

主诉：确诊右肺鳞癌1⁺年，咳嗽、咳粉红色痰3月。

入院日期：2020年10月12日。

病史：2019年8月，诊断为右上肺中分化鳞癌伴支气管淋巴结、纵隔淋巴结转移术后（pT2aN2M0，ⅢA 期）。

主要治疗经过：

时间	方案	疗效评估
2019.09.19—2020.03.04	（紫杉醇+顺铂）×3 次+放疗×25 次+（紫杉醇+顺铂+度伐利尤单抗）×1 次	PR
2020.03.05—2020.10.12	度伐利尤单抗×8 次	SD
2020.10.12—2021.02.05	诊断 CIP，给予甲基泼尼松龙治疗	完全吸收
2021.02.15—2021.04.12	度伐利尤单抗×2 次	CIP 复发，终身停药

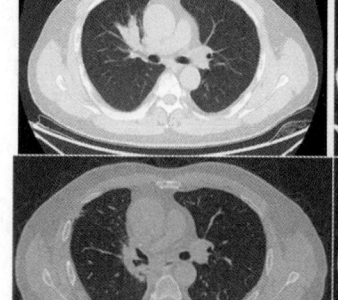

2019.06.30 术前

2020.03.04 术后，(紫杉醇+顺铂)×3次，放疗×25次，(紫杉醇+顺铂+度伐利尤单抗)×1次后 (2019.09.19—2020.03.04)

2020.10.12 度伐利尤单抗×8次后 (2020.03.05—2020.10.12)

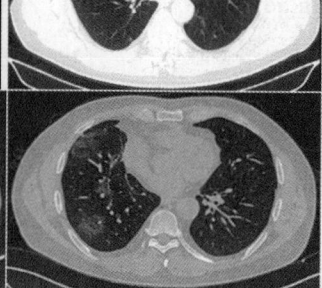

2021.02.05 泼尼松治疗3⁺月后，肺间质性改变吸收

2021.04.12 再次使用度伐利尤单抗×2次后，再次出现间质性肺炎，终身停药

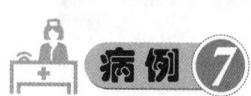

病例 7

患者，男，62 岁。

主诉：左腿肌肉酸胀痛及发现全身多发皮下结节 2⁺月。

入院日期：2019 年 8 月 19 日。

病史：2019 年 8 月，诊断为"左肺鳞癌 T2N3M1c ⅣB 期"。

主要治疗经过：

时间	方案	疗效评估
2019.08—2019.10	（紫杉醇脂质体+顺铂）×2 次	SD
2019.10—2020.01	（紫杉醇脂质体+顺铂+纳武利尤单抗）×4 次	PR，且全身多发皮下结节消失
2020.01—2020.02	纳武利尤单抗×2 次	出现咳嗽、右侧胸痛伴呼吸困难
2020.02	肺穿刺病理诊断机化性肺炎，诊断 CIP	停纳武利尤单抗，加用激素治疗

续表

时间	方案	疗效评估
2020.02—2020.07	（多西他赛+卡铂）×4次	SD，皮下结节复发
2020.07至今	纳武利尤单抗单药治疗	SD，皮下结节消失，暂未出现CIP

2019年7月12日，治疗前影像检查：

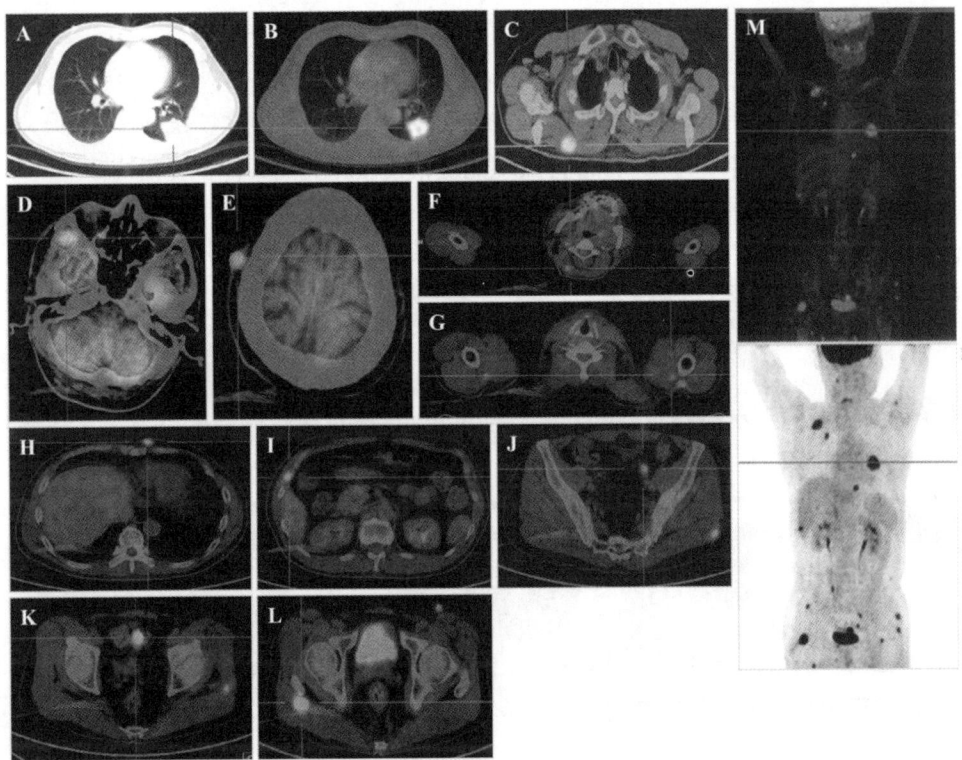

4次免疫治疗后，诊断为CIP。2020年2月26日胸部CT：

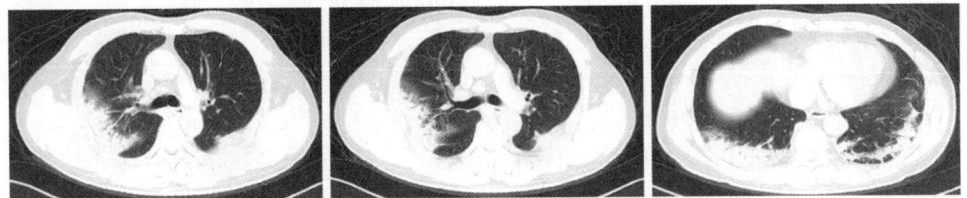

激素治疗后复查胸部CT，双侧肺炎基本吸收，CIP治疗时间约5月。

2020年5月8日：

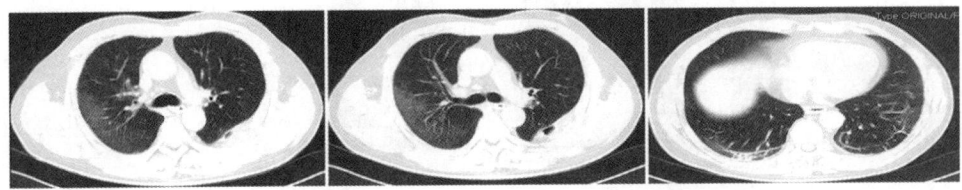

2020 年 7 月 29 日：

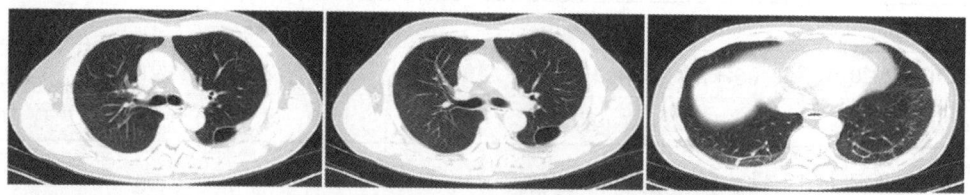

在停用纳武利尤单抗期间，患者皮下结节复发，左肺病灶复发。

给予 4 周期多西他赛 140mg+卡铂 450mg 化疗。左肺病灶 SD，但皮下结节复发。

2020 年 7 月 30 日再次启动纳武利尤单抗（240mg）单药治疗，左肺病灶 SD，且皮下结节消失，至 2021 年 9 月 15 日未再出现免疫相关性肺炎及其他不良反应。

2021 年 1 月 7 日：

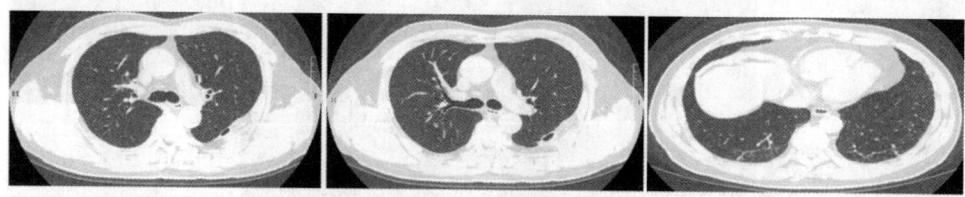

2021 年 8 月 17 日：

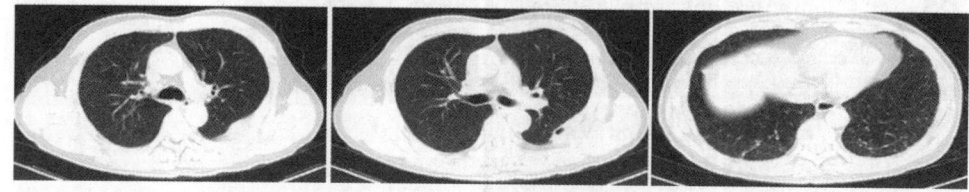

治疗过程中，肺部影像改变总结如下：

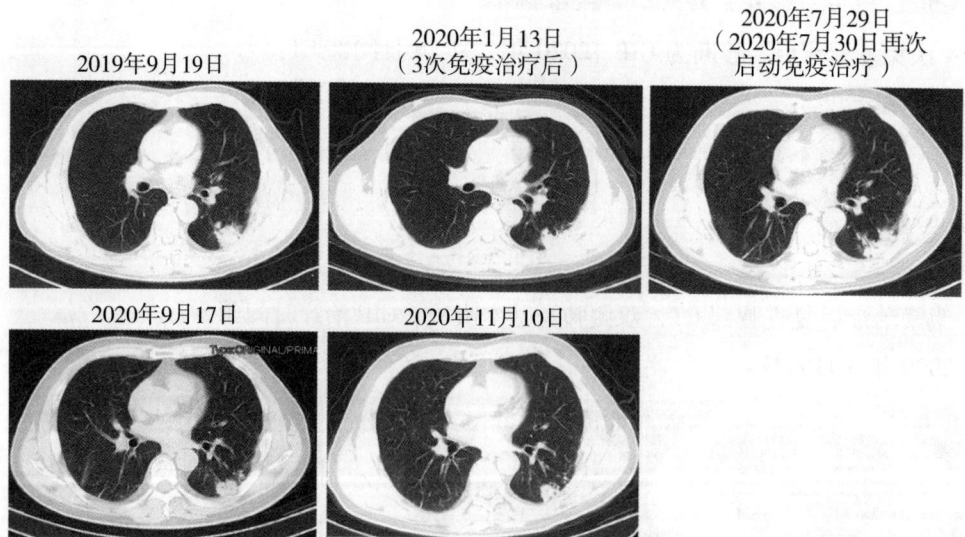

第七章 免疫检查点抑制剂相关性肺炎

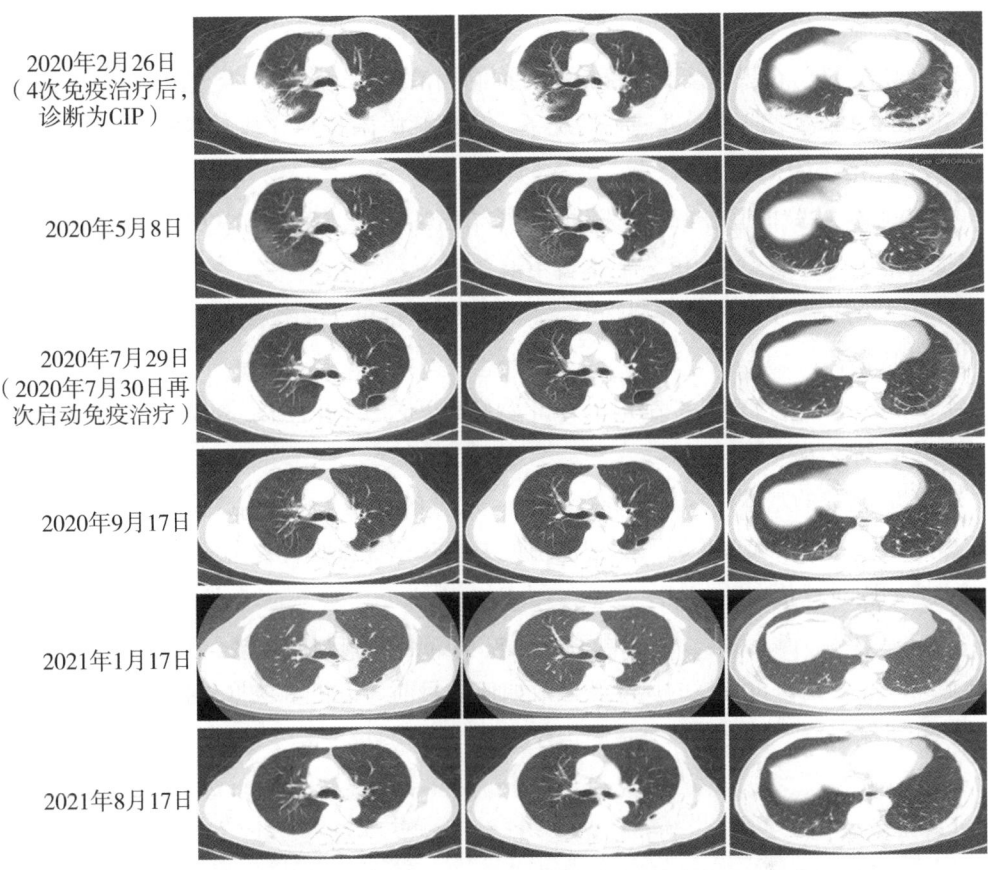

2021 年 1 月 7 日：

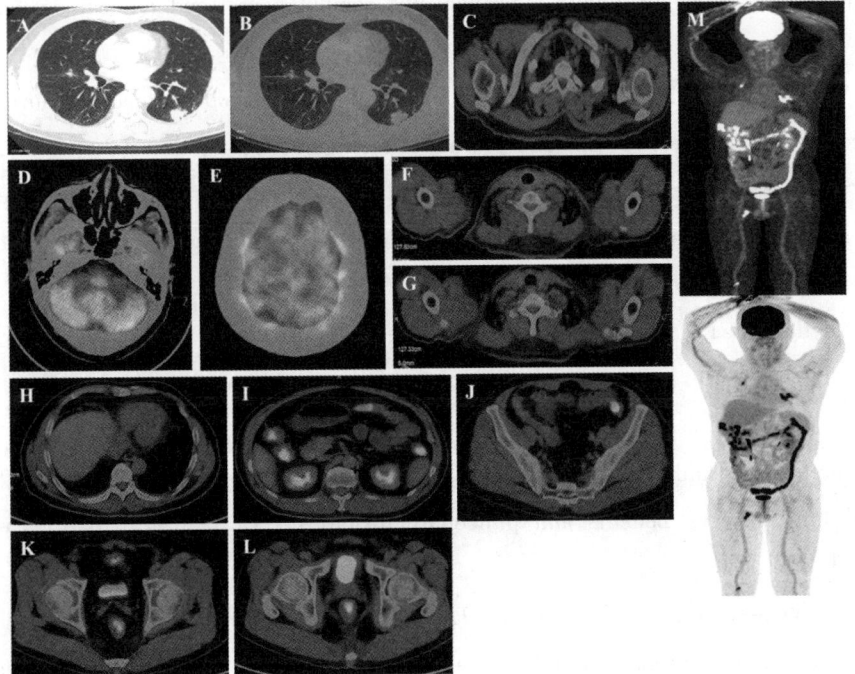

启示:

1. CIP 定义为在患者接受免疫检查点抑制剂治疗后,胸部影像显示新的浸润影,临床除外新的肺部感染或肿瘤进展等情况下,出现呼吸困难和(或)其他呼吸体征/症状(包括咳嗽和活动后气促等)。

2. 在临床试验报道中 CIP 的发生率大多在 3%-5%,而现实中 CIP 发生率显著高于临床试验报道,我国人群 CIP 发生率暂不清楚。

3. CIP 的发生率与肿瘤类型有关,非小细胞肺癌和肾细胞癌患者中 CIP 的发生率高于黑色素瘤患者。

4. 关于从免疫检查点抑制剂治疗开始到 CIP 发生的时间,从 2 月到 24 月均有报道,中位时间约为 3 月。

5. CIP 治疗的基本用药为激素,规律、足量的激素治疗可控制 70%-80% 的 CIP。如果激素治疗 48h 后无改善,可考虑加用英夫利昔单抗或吗替麦考酚酯或环磷酰胺,还可考虑应用丙种球蛋白。

6. 在 CIP 治疗后,部分患者可考虑免疫检查点抑制剂的挑战,然而对于再挑战的具体原则并无定论,再挑战的风险及疗效如何,目前尚无更多数据支持,仍需更多的临床实践和机制研究,以便选择合适的治疗方案。

【参考文献】

1. Alsaab HO, Sau S, Alzhrani R, et al. PD-1 and PD-L1 checkpoint signaling inhibition for cancer immunotherapy: mechanism, combinations, and clinical outcome [J]. Frontiers in Pharmacology, 2017, 8: 561.

2. Nishino M, Sholl LM, Hodi FS, et al. Anti-PD-1-related pneumonitis during cancer immunotherapy [J]. The New England Journal of Medicine, 2015, 373 (3): 288-290.

3. Suresh K, Psoter KJ, Voong KR, et al. Impact of checkpoint inhibitor pneumonitis on survival in NSCLC patients receiving immune checkpoint immunotherapy [J]. Journal of Thoracic Oncology, 2019, 14 (3): 494-502.

4. Akella P, Loganathan S, Jindal V, et al. Anti PD-1 immunotherapy related interstitial lung disease presenting as respiratory failure—A review with case series [J]. Respiratory Medicine Case Reports, 2019, 26: 17-22.

5. Suresh K, Naidoo J, Lin CT, et al. Immune checkpoint immunotherapy for non-small cell lung cancer: benefits and pulmonary toxicities [J]. Chest, 2018, 154 (6): 1416-1423.

6. De Velasco G, Je Y, Bosse D, et al. Comprehensive meta-analysis of key immune-related adverse events from CTLA-4 and PD-1/PD-L1 inhibitors in cancer patients [J].

Cancer Immunology Research, 2017, 5 (4): 312-318.

7. Khunger M, Rakshit S, Pasupuleti V, et al. Incidence of pneumonitis with use of programmed death 1 and programmed death-ligand 1 inhibitors in non-small cell lung cancer: a systematic review and meta-analysis of trials [J]. Chest, 2017, 152 (2): 271-281.

8. Wang YC, Zhou SH, Yang F, et al. Treatment-related adverse events of PD-1 and PD-L1 inhibitors in clinical trials: a systematic review and meta-analysis [J]. JAMA Oncology, 2019, 5 (7): 1008-1019.

9. Su Q, Zhu EC, Wu JB, et al. Risk of pneumonitis and pneumonia associated with immune checkpoint inhibitors for solid tumors: a systematic review and meta-analysis [J]. Frontiers in Immunology, 2019, 10: 108.

10. Nishino M, Giobbie-Hurder A, Hatabu H, et al. Incidence of programmed cell death 1 inhibitor-related pneumonitis in patients with advanced cancer: a systematic review and meta-analysis [J]. JAMA Oncology, 2016, 2 (12): 1607-1616.

11. Suresh K, Voong KR, Shankar B, et al. Pneumonitis in non-small cell lung cancer patients receiving immune checkpoint immunotherapy: incidence and risk factors [J]. Journal of Thoracic Oncology, 2018, 13 (12): 1930-1939.

12. Naidoo J, Wang X, Woo KM, et al. Pneumonitis in patients treated with anti-programmed death-1/programmed death ligand 1 therapy [J]. Journal of Clinical Oncology, 2016, 35 (7): 709-717.

13. Brahmer JR, Lacchetti C, Schneider BJ, et al. Management of immune-related adverse events in patients treated with immune checkpoint inhibitor therapy: American society of clinical oncology clinical practice guideline [J]. Journal of Clinical Oncology, 2018, 36 (17): 1714-1768.

14. Haanen JBAG, Carbonnel F, Robert C, et al. Management of toxicities from immunotherapy: ESMO clinical practice guidelines for diagnosis, treatment and follow-up [J]. Annals of Oncology, 2018, 29 (Suppl. 4): iv264-iv266.

15. Simonaggio A, Michot JM, Voisin AL, et al. Evaluation of readministration of immune checkpoint inhibitors after immune-related adverse events in patients with cancer [J]. JAMA Oncology, 2019, 5 (9): 1310.

16. Spain L, Walls G, Messiou C, et al. Efficacy and toxicity of rechallenge with combination immune checkpoint blockade in metastatic melanoma: a case series [J]. Cancer Immunology, Immunotherapy, 2017, 66 (1): 113-117.

病例提供：邱志新

审核：王可

第八章 肺部感染

第一节 耶氏肺孢子菌肺炎

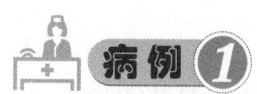 病例 1

患者，女，41岁。

主诉：右肺下叶腺癌1周期化疗后1年5月，靶向治疗中，放疗后3月余，放射性肺炎激素治疗1月减量中，发热、气紧再次加重3天。

入院日期：2019年1月28日。

患者初诊肺癌时（2018年8月1日）胸部CT：

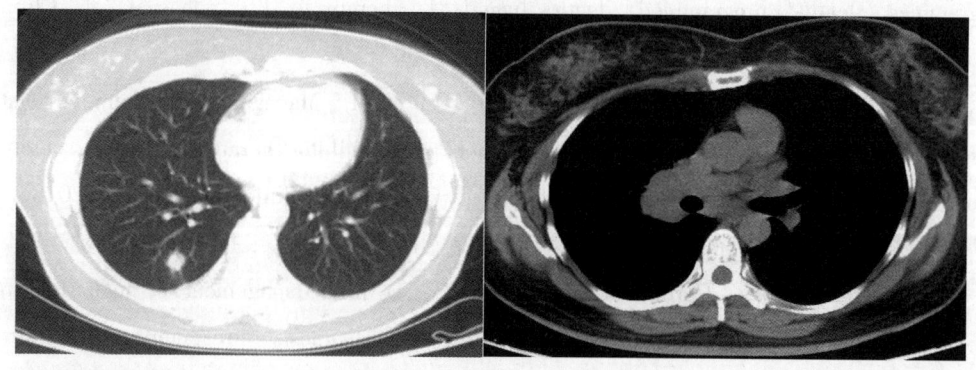

患者肿瘤治疗方案：

时间	方案	周期	疗效评估
2018.08.23	培美曲塞800mg d1+卡铂500mg d1	1	患者消化道反应明显，拒绝再次化疗
2018.09.05—2018.10.20	右肺原发病灶、纵隔转移淋巴结、胸椎转移病灶放疗		SD
2018.09.08—2019.01.21	厄洛替尼150mg qd		SD

患者在2018年12月中下旬，因气紧加重，结合影像改变诊断为"放射性肺炎"，使用甲基泼尼松龙40mg bid，激素逐渐减量中（疗程已4周，目前甲基泼尼松龙

30mg qd），气紧再次加重，伴发热（39.1℃）。以下是放射性肺炎-激素治疗好转-再次气紧加重伴发热三个时间段的胸部CT：

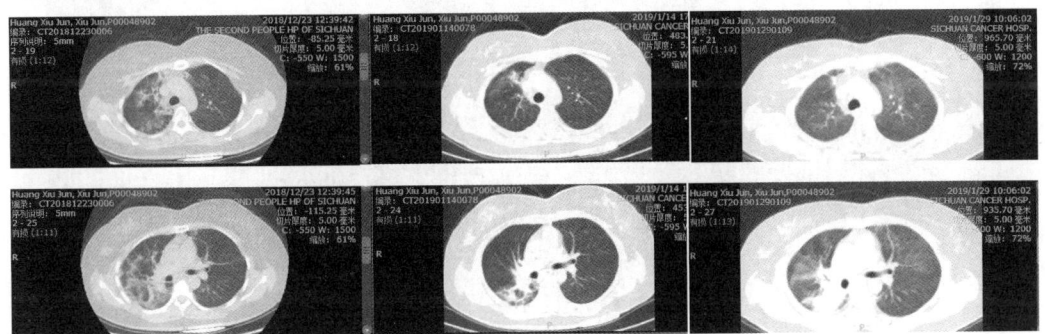

尽快完善检查后总结病史特点如下：

1. 肿瘤患者，放射性肺炎激素治疗中。

2. 激素使用已1月余。

3. 出现发热、气紧，而咳嗽、咳痰不明显。

4. 查体：双肺未闻及明显干、湿啰音。

5. 胸部CT：双肺以肺门为中心、相对对称磨玻璃影，弥漫分布，双肺胸膜下较清晰。

6. 呼吸道病原体八项（甲型流感病毒、乙型流感病毒、腺病毒、呼吸道合胞病毒A型和B型、肺炎衣原体、肺炎支原体、嗜肺军团菌）核酸检查：阴性；痰查细菌、真菌（涂片+培养）：阴性；血清G实验：271pg/mL（升高）。

7. LDH：368U/L（升高）。

8. 血象不高，CRP明显升高，PCT无升高。

诊断：

1. 耶氏肺孢子菌肺炎（PJP）（临床诊断）。

2. 细菌性肺炎？

治疗： 磺胺+卡泊芬净+激素+头孢哌酮钠舒巴坦钠（舒普深）。

后BALF行mNGS回示：①假单胞菌属序列数4094；②肺孢子菌属序列数95。

修正诊断：

1. 耶氏肺孢子菌肺炎（PJP）。

2. 细菌性肺炎。

经治疗后，患者症状、影像转归都非常好：

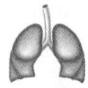
肿瘤治疗中肺部并发症病因解析
——基于肺部影像改变和临床特征

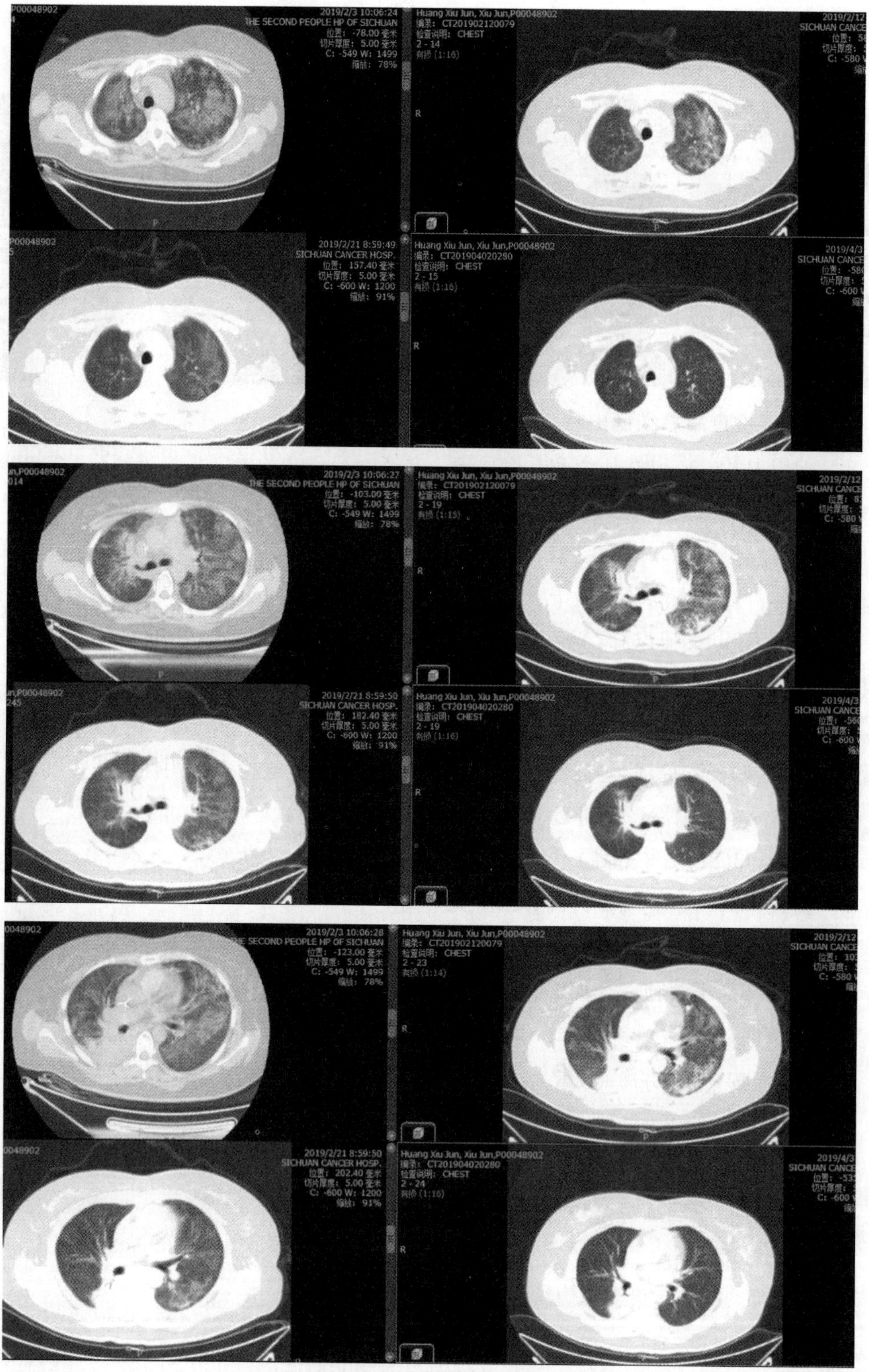

· 84 ·

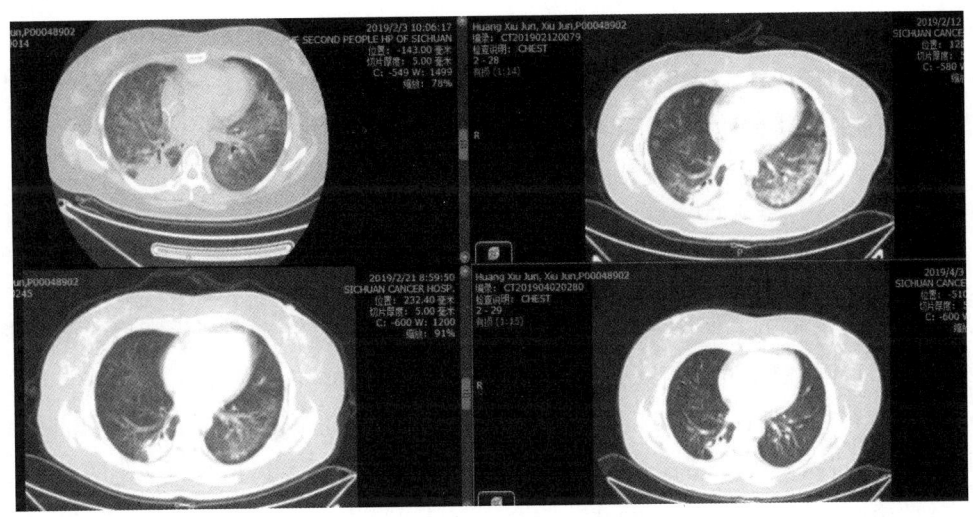

文献复习：

1. PJP 是 AIDS 患者机会性感染时最常见的且威胁生命的呼吸系统疾病。

2. 随着化疗药物和免疫抑制剂，包括糖皮质激素和免疫调节单克隆抗体的大量使用，PJP 已严重危及 HIV 阴性患者的生命[1]。

3. 耶氏肺孢子菌是一种寄生于正常人肺泡表面的真菌，在人体免疫功能正常情况下，会被巨噬细胞有效吞噬清除。但当长期使用激素或其他免疫抑制剂时，会由于免疫细胞对耶氏肺孢子菌的吞噬防御作用被抑制而致病。耶氏肺孢子菌感染的防御主要以细胞免疫为主，其中 T 细胞尤其是 CD4 细胞起很大作用。CD4 细胞通过细胞因子激活肺巨噬细胞，起到彻底清除真菌的作用[1]。

4. PJP 患者多数会出现血清 G 实验阳性。（1，3）-β-D 葡聚糖是耶氏肺孢子菌包囊细胞壁的主要组成部分，血清 G 实验是协助诊断 PJP 的有效方法之一。临床研究表明，当检测值为 80pg/mL 时，灵敏度可达到 70%，特异度可达到 81%，随着检测值的升高（大于 200pg/mL），特异度可升至 100%[2]。

5. 在病理改变方面，肺泡内渗出和肺实变是 PJP 最典型的特征，耶氏肺孢子菌滋养体破坏 I 型肺泡上皮细胞细胞膜，导致细胞死亡及微小血管渗漏，肺泡腔内被含蛋白质等渗出液充填，致使肺组织受损。由于 LDH 与肺组织损伤有关，所以 LDH 是临床评估 PJP 严重程度最常用的非特异性血清学指标[3]。确诊需要在呼吸道标本中查到耶氏肺孢子菌的滋养体或包囊[2]。

6. PJP 诊断的主要依据：①有免疫受损的危险因素；②有发热、呼吸困难、少痰等症状；③有特征性影像：PJP 早期高分辨 CT 表现为双肺由中心向外周分布的对称性、弥漫性磨玻璃影，双肺胸膜下清晰，也可以表现为实变影及磨玻璃影、小叶间隔增厚、支气管血管束周围间质增厚、小叶内间质增厚、胸膜下间质增厚、牵引性支气管扩张、肺气囊、马赛克征、铺路石征、纵隔淋巴结增大等[4]。

7.《NCCN癌症相关感染的预防与治疗指南（2019.V1）》明确提出：泼尼松（或等效剂量的其他皮质类固醇）使用≥4周，每天＞20mg，就应该考虑PJP预防[5]。

8.鉴别诊断中一定要与病毒感染、过敏性肺炎、CIP等相鉴别。

【参考文献】

1. 段智梅，谢菲. 非HIV感染的免疫功能低下患者急性重型耶氏肺孢子菌肺炎研究进展［J］. 中国急救复苏与灾害医学杂志，2021，16（6）：704-709.

2. Li WJ, Guo YL, Liu TJ, et al. Diagnosis of pneumocystis pneumonia using serum (1-3)-β-D-Glucan: a bivariate meta-analysis and systematic review［J］. Journal of Thoracic Disease, 2015, 7 (12): 2214-2225.

3. White PL, Backx M, Barnes RA, et al. Diagnosis and management of pneumocystis jirovecii infection［J］. Expert Review of Anti-infective Therapy, 2017, 15 (5): 435-447.

4. 杨诚，蒋瑾，路涛. 卡氏肺孢子菌肺炎的高分辨CT表现［J］. 实用医院临床杂志，2016，13（1）：44-45.

5. NCCN. NCCN癌症相关感染的预防和治疗指南（2019. V1）［Z］. 2018.

病例提供：李达，王吕雨，梁龙

审核：彭玲，胥萍瑶

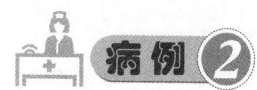

患者，女，66岁。

主诉：确诊右下肺腺癌2年余，靶向治疗后5月、放疗联合免疫治疗+化疗3周期后2周，反复发热2周。

入院日期：2021年7月11日。

病史：2019年3月患者因"右下肺肿块"行经皮穿刺活检示：腺癌。基因检测示：EGFR 19-Del（+）。患者在外院进行过肿瘤治疗，此次为首次就诊于四川省肿瘤医院。

患者肿瘤治疗方案：

时间	方案	周期	疗效评估
2019.05.07—2020.04.08	阿法替尼		PD

续表

时间	方案	周期	疗效评估
2020.04—2021.02	奥希替尼		2021年3月1日胸部CT示：右肺腺癌伴双肺、脑、右肺门、纵隔转移；2021年4月15日胸部CT示：右侧胸腔大量积液
2021.04.19/05.28/06.28	信迪利单抗	3	SD
2021.04.21/05.15/06.27	培美曲塞+奈达铂	3	SD
2021.04.26—2021.05.27	颅脑放疗		SD
2021.05.06—2021.06.16	肺部放疗		

入院前2周（末次化疗+免疫治疗刚结束，约2021年6月28日）患者出现气紧、发热，最高体温39.5℃，伴咳嗽，咳白色泡沫痰，无胸痛、咯血等不适，在当地医院行抗感染、激素治疗（具体不详）后气紧有所缓解，体温降至正常。2021年7月5日从当地医院出院，回家后再次出现发热，体温反复升高，伴咳嗽，咳白色泡沫痰，气紧，于2021年7月11日就诊于四川省肿瘤医院。急诊心电监护提示：SpO_2 55%；胸部CT（2021年7月11日）示：双肺以纵隔为中心较对称性分布弥漫的磨玻璃影，双肺胸膜下肺野较清晰，小叶间质增厚，右下肺实变影，可见支气管充气征。直接收入ICU。

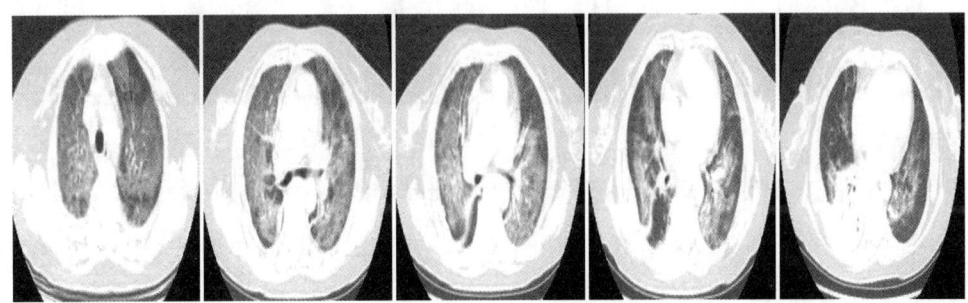

住院诊断：

1. CIP?

2. RP?

3. 细菌性肺炎？

4. 侵袭性肺真菌病？

给予激素、亚胺培南西司他丁钠、卡泊芬净等治疗。

治疗过程中完善相关检查：

1. 病原微生物：

1）呼吸道病原体八项（甲型流感病毒、乙型流感病毒、腺病毒、呼吸道合胞病毒A型和B型、肺炎衣原体、肺炎支原体、嗜肺军团菌）核酸检查：阴性。

2）痰查细菌、真菌（涂片+培养）：阴性。

3）血清 G 实验：＜37.50pg/mL（卡泊芬净使用后）。

2. 炎性指标：

1）血常规：白细胞计数 $2.76×10^9$/L，中性粒细胞计数 $2.42×10^9$/L，中性粒细胞比率87.7%，淋巴细胞计数 $0.34×10^9$/L。

2）CRP：131.16mg/L。

3）血沉：39mm/h。

4）PCT：0.42ng/mL。

3. 免疫细胞绝对计数：CD4 152/μL，B 淋巴细胞 3/μL，NK 细胞 67/μL（均明显降低）。

4. NT-proBNP：220pg/mL。

患者病情逐渐稳定，2021 年 7 月 16 日复查胸部 CT：双肺磨玻璃影部分吸收。

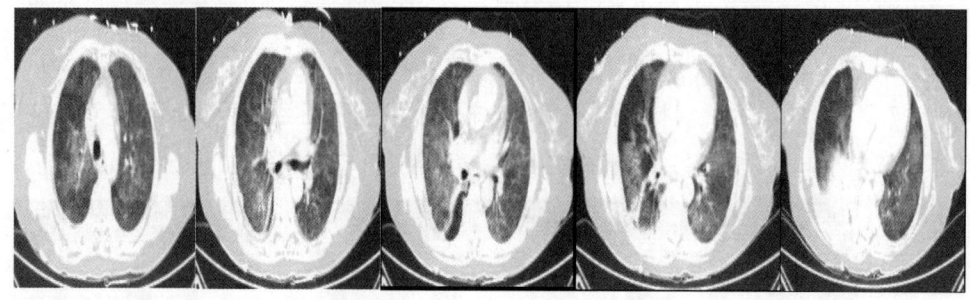

病史特点：

1. 肺部肿瘤患者，靶向治疗后进展，免疫治疗+化疗+放疗同步进行。

2. 肺部放疗及末次化疗+免疫治疗刚结束，就发生"肺部感染（？）"在院外治疗10 天，症状部分好转，但很快再次加重。

3. 表现为发热、咳嗽、气紧、少痰。

4. PCT 无明显升高。

5. 呼吸道常见病原体检测阴性，血清 G 实验正常。

6. 影像主要表现：双肺以纵隔为中心，弥漫、对称、较均匀分布的磨玻璃影，右下实变影，双肺间质增厚，双肺胸膜下少有受累，左下肺大片实变影。

7. 给予抗细菌（碳青霉烯类）、抗真菌（棘白菌素类）、激素等广覆盖治疗，5 天后症状、影像有所改善。

诊断：

1. PJP?（可能性最大）

2. RP?

3. 细菌性肺炎？

4. CIP？

治疗：

磺胺+卡泊芬净，激素快速减量，碳青霉烯降阶梯（阿莫西林-克拉维酸钾）。

2021年7月28日复查胸部CT：双肺磨玻璃影基本吸收，右下肺实变影范围较前缩小。

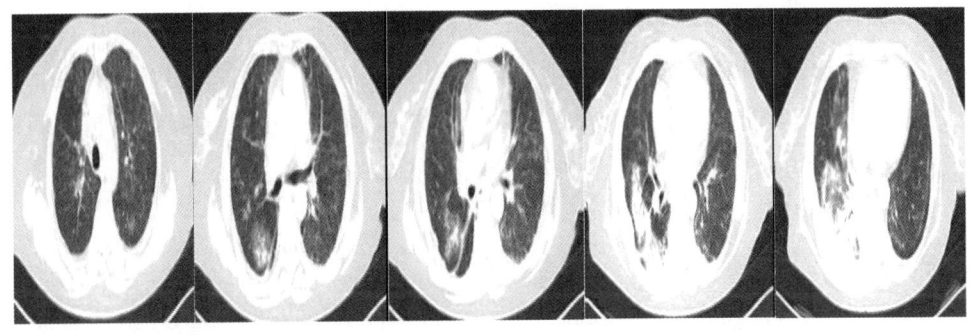

思考：

1. 肺部晚期肿瘤患者，经靶向治疗2年余，肿瘤进展后同步化疗+免疫治疗+放疗，发生肺部并发症的风险明显增高，如肺部细菌感染、CIP、RP、真菌感染（特别是PJP）等，肿瘤科医生一定要引起重视[1]。而且可能多种因素同时导致肺部急性损伤，如RP合并PJP、CIP合并RP、细菌性肺炎合并RP，甚至RP合并CIP再合并感染等，死亡风险明显升高。所以肿瘤专科治疗中一定要把握联合治疗的指征，认真筛选患者，做好基线评估，密切动态随访观察，尽量避免肺部严重并发症的发生。

2. 危重症患者，病因不明确时，开始广覆盖治疗是合理的，诊疗中一定要为后续目标治疗寻找证据。

3. 在治疗有矛盾时，先解决主要矛盾。该患者的主要矛盾是PJP（因肺部影像更支持PJP），PJP常常发生在免疫严重受损的人群，治疗时应该尽量避免大剂量免疫抑制剂长时间使用（包括激素），而RP需要延长激素使用时间，但是此次疾病加重的次要矛盾。所以先快速减量激素，避免宿主免疫持续受损，有利于PJP的治疗。

4. 努力排除CIP是该患者成功治疗的关键，因为针对CIP需要更大剂量、更长时间的激素治疗，甚至需要加用其他免疫抑制剂。存在治疗矛盾，病情又十分危重时，尽快明确诊断是治疗成功的关键。

5. 根据仔细分析患者CIP诊断的依据，暂先不考虑CIP。

1）虽有支持CIP的依据：①患者同步化疗+放疗+免疫治疗，CIP发病率会明显升高[2]；②患者虽积极抗感染治疗，但疗效不满意；③没有病原学证据支持是感染性疾病；④ICU治疗阶段对病情控制，是联合使用激素，后续虽激素快速减量，但也继续在使用。

2）但不支持 CIP 的依据更充分：①CIP 诊断很重要的一点是排他性诊断[2]，该患者不能排除感染性疾病；②胸部影像具有典型的 PJP 胸部影像特点，双肺以纵隔为中心，弥漫、对称、较均匀分布磨玻璃影，右下实变影，双肺间质增厚，双肺边缘少有受累；③后续病情稍稳定，激素快速减量，磺胺治疗为主，病情有非常好的转归。

6. 发生急性呼吸衰竭等危重病情，病因不明确时，初始给予广覆盖治疗有合理性。病情稳定（或有相关疾病诊断证据）后应及时进行目标治疗。

7. 判断该患者 PJP 的可能性最大，CIP 可能性最小的主要依据是影像表现。

8. 该患者诊断为 PJP 虽没有病原学证据，但：①患者胸部影像改变较为典型；②有危险因素（化疗间歇期和激素使用后）；③相关检查排除一些感染性疾病（包括病毒感染）；④后续调整方案后治疗有效，故病因判断是正确的。

【参考文献】

1. Nureki SI, Usagawa Y, Watanabe E, et al. Veno-venous extracorporeal membrane oxygenation for severe pneumocystis jirovecii pneumonia in an immunocompromised patient without HIV infection［J］. The Tohoku Journal of Experimental Medicine，2020，250（4）：215-221.

2. 王慧，夏茸，魏清雯，等. 非小细胞肺癌免疫检查点抑制剂相关性肺炎的危险因素及预测生物标志物［J］. 国际肿瘤学杂志，2021，48（5）：296-301.

病例提供：周秋曦，王吕雨

审核：彭玲，卢松

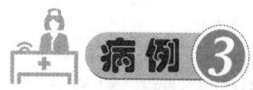

患者，男，60 岁。

主诉：高级别 B 细胞淋巴瘤 3 周期化疗后半月余，发热伴咳嗽 1 周，加重 2 天。

入院日期：2017 年 9 月 8 日。

病史：患者 2017 年 6 月 19 日因右颈部肿块，到四川省肿瘤医院行右侧颈部淋巴结穿刺病理检查：查见较多排列松散的大的异型细胞，倾向转化样大淋巴细胞。后取完整淋巴结，病理示：<右颈肿块>结合 HE 形态及肿瘤细胞免疫表型：CD20（+），CD3（-），ALK（-），Ki-67（80%），EBER（-），CK（-），CD10（-），Bcl-6（+），MUM-1（+），C-MYC（+，90%），NF-κB（个别阳性），CD5（-），非霍奇金淋巴瘤，高级别 B 细胞淋巴瘤。

患者肿瘤治疗方案：

时间	方案	周期	评价
2017.07.04/07.27/08.17	利妥昔单抗：600mg d0；依托泊苷：80mg civ 24h d1-4；长春新碱：0.6mg civ 24h d1-4；脂质体阿霉素 20mg ivgtt d1-3；环磷酰胺：1200mg ivgtt d5；甲基泼尼松龙 100mg po d1-5；21 天一周期（R+DA-EPOCH）	3	PR

约 2017 年 8 月 31 日，患者无明显诱因出现发热（最高体温 40℃）、咳嗽，气紧，少痰，就诊于当地医院，接受美洛西林-舒巴坦抗感染、吲哚美辛退热等治疗，气紧症状无好转，于 2017 年 9 月 8 日到四川省肿瘤医院住院治疗。

入院时胸部 CT：双肺弥漫、对称性分布的磨玻璃影，小叶间质增厚，双肺胸膜下清晰，可见马赛克征。

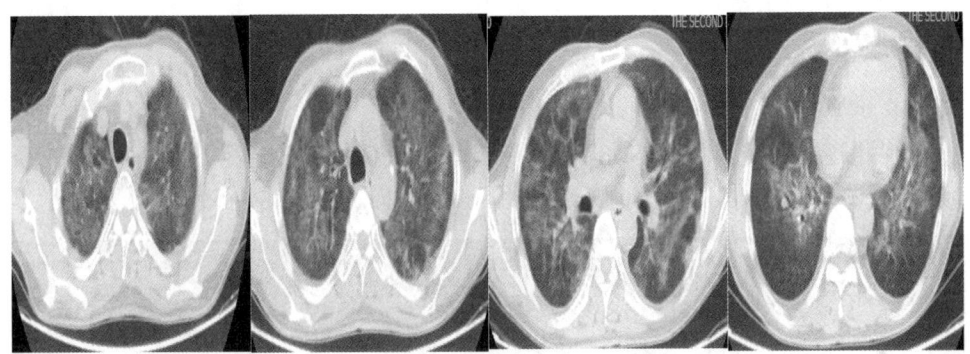

完善相关检查：

1. 炎性指标检查：

1）血常规：白细胞计数 4.48×10^9/L，中性粒细胞计数 3.78×10^9/L，淋巴细胞计数 0.56×10^9/L。

2）CRP：133mg/L。

3）PCT：＜0.1ng/mL。

2. 微生物检查：

1）呼吸道病原体八项（甲型流感病毒、乙型流感病毒、腺病毒、呼吸道合胞病毒 A 型和 B 型、肺炎衣原体、肺炎支原体、嗜肺军团菌）核酸检查：阴性。

2）两次痰查细菌、真菌（涂片+培养）：阴性。

3）血清 G 实验：666.40pg/mL。

3. 其他：

1）LDH：811U/L。

2）血气分析：pH，7.53；$PaCO_2$，22.7mmHg；PaO_2，51.0mmHg；$PA-aDO_2$，56mmHg；PaO_2/FiO_2，243mmHg。

3) NT-proBNP：105pg/mL。

病史特点：

1. 淋巴瘤患者，近期免疫抑制剂（包括大剂量激素）治疗。

2. 发热、气紧、咳嗽，咳痰不明显。

3. 胸部 CT：双肺以肺门为中心、相对对称分布磨玻璃影，弥漫分布，双肺胸膜下未受累，双肺间质增厚，可见马赛克征。

4. 常见呼吸道病毒、非典型病原体、细菌、真菌检测阴性。

5. 血清 G 实验结果明显升高。

6. LDH 明显升高。

7. 低氧血症，Ⅰ型呼吸衰竭。

8. 排除心功能不全。

诊断：PJP（临床诊断）。

治疗：磺胺+激素+卡泊芬净。

患者症状逐渐好转，以下是动态随访患者的胸部 CT 转归情况：

2017 年 9 月 25 日：

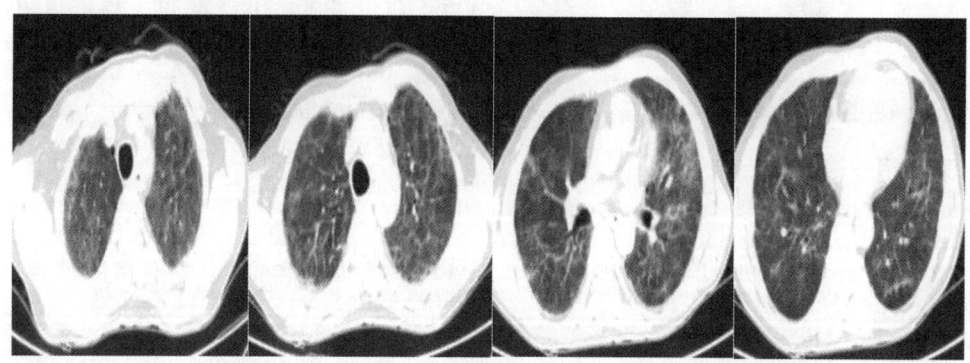

2017 年 10 月 9 日：

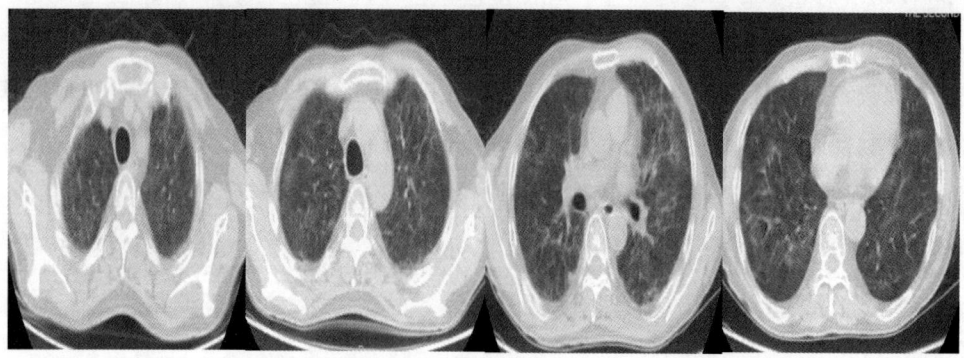

2017 年 10 月 27 日：

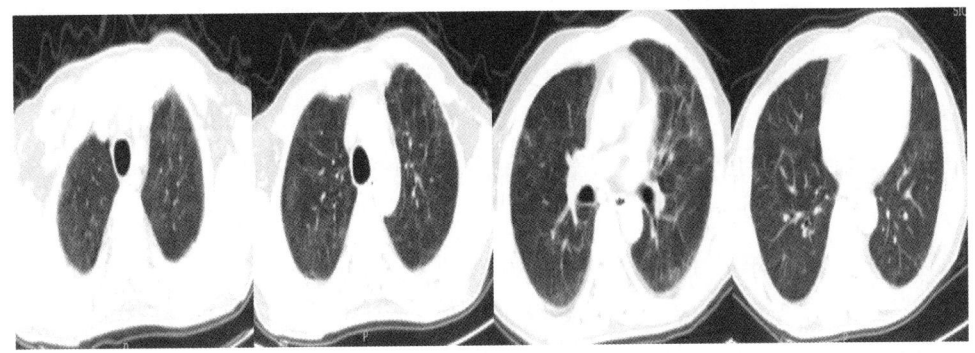

文献复习：

1. 肿瘤治疗过程中，特别是淋巴瘤治疗过程中，由于大量、反复使用免疫抑制剂（包括激素），患者免疫功能反复、持续受损，机会性感染风险明显增加，特别是 PJP 非常常见[1]。

2. 《NCCN 癌症相关感染的预防与治疗指南（2019.V1）》明确提出：泼尼松（或等效剂量的其他皮质类固醇）使用≥4 周，每天＞20mg，就应该考虑 PJP 预防[2]。临床医生掌握好预防 PJP 的适应证，可以明显减少 PJP 的发生。

3. 接受肿瘤免疫抑制剂治疗的患者，一旦出现发热、气紧、咳嗽，咳痰不明显，应该警惕 PJP 的发生。在未使用抗菌药物（包括磺胺、卡泊芬净等）治疗前，PJP 患者有相对典型的影像改变[3]和血清 G 实验[4]结果明显升高，这在鉴别诊断中有着非常重要的作用。

【参考文献】

1. 张艳，陈平. 继发性免疫缺陷患者肺部机会性感染的诊治及其预防［J］. 临床内科杂志，2009，26（4）：221-223.

2. NCCN. NCCN 癌症相关感染的预防和治疗指南（2019.V1）［Z］. 2018.

3. 杨诚，蒋瑾，路涛. 卡氏肺孢子菌肺炎的高分辨 CT 表现［J］. 实用医院临床杂志，2016，13（1）：44-45.

4. Li WJ, Guo YL, Liu TJ, et al. Diagnosis of pneumocystis pneumonia using serum (1-3)-β-D-Glucan: a bivariate meta-analysis and systematic review［J］. Journal of Thoracic Disease, 2015, 7（12）：2214-2225.

病例提供：李达，任苑蓉，王吕雨
审核：彭玲，李力

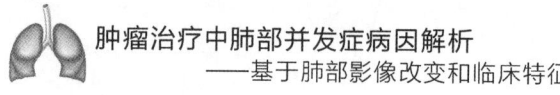

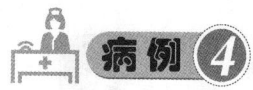

患者，女，59岁。

主诉：右肺腺癌3周期化疗、血管靶向治疗、免疫治疗后1⁻月，同步肺部放疗结束24天，发热、咳嗽、咳痰20天。

入院日期：2021年7月13日。

病史：2021年3月，患者发现右侧颈部肿块，2021年4月6日于当地医院行细胞学穿刺活检示：（右颈淋巴结）查见恶性细胞，倾向癌。免疫组化：PCK（+）、CK7（+）、TG（-）、TTF-1（+）、NapsinA（灶+）、CK5/6（灶+）、p40（-）、ER（-）、PR（-）、Her-2（0）、GATA-3（-）、Ki-67（+，50%），查见转移性低分化腺癌。结合免疫组化及组织形态学检查结果，符合肺腺癌。肺癌10基因联合检测示：RET融合基因突变（突变值为17.28）。

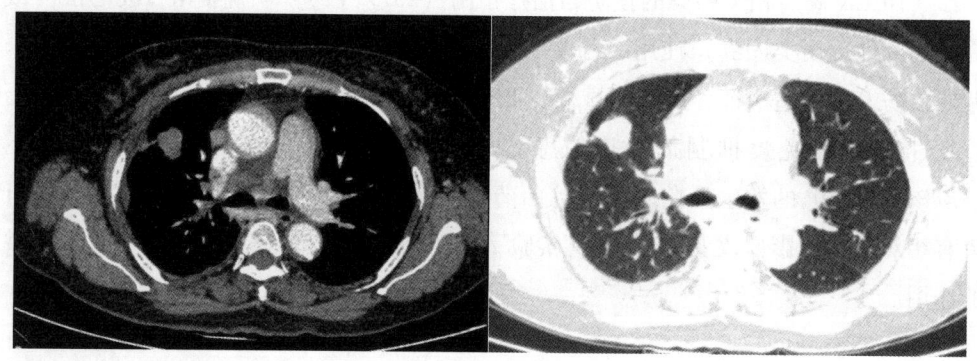

当地医院治疗经过：

时间	方案	周期	疗效评估
2021.04.30/05.24/06.17	信迪利单抗200mg d1+贝伐珠单抗400mg d2+培美曲塞800mg d3 q3w	3	PR
2021.05.06—2021.06.24	肺部 IMRT 32次，累计物理剂量：GTV 68.5Gy/32f，GTVn 60Gy/30f		

2021年6月28日，患者咳嗽、咳痰、气紧加重，伴发热，在当地医院住院治疗。

当地医院诊断：

1. CIP；

2. RP；

3. 细菌性肺炎（未提供当时的胸部CT结果）。

给予甲基泼尼松龙40mg q12h（×7天）（6月29日—7月5日）、甲基泼尼松龙40mg qd（×8天）（7月6日—7月13日）+头孢唑肟+莫西沙星等治疗，未再发热，气紧症状稍有好转,但复查影像示仍有加重,于 2021 年 7 月 13 日转到四川省肿瘤医院 ICU 住院治疗。

入院时胸部 CT:右肺上叶前段(原肿块处)实变影(与放射野相关),余肺广泛斑片影、磨玻璃影,与放射野不相关。

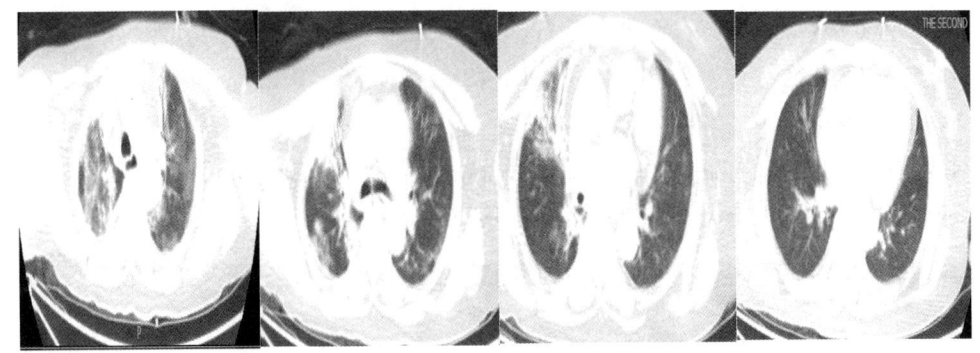

入院诊断:

1. CIP 3 级?(激素不敏感型)。
2. RP。
3. 细菌性肺炎。

给予甲基泼尼松龙 80mg q12h(×3 天),患者气紧症状改善不明显。2021 年 7 月 16 日给予丙种球蛋白 10g ivgtt qd(×5 天)冲击,同时甲基泼尼松龙减量为 40mg q12h。2021 年 7 月 17 日加用环磷酰胺 400mg ivgtt 抗 CIP 治疗,同时继续哌拉西林钠/他唑巴坦钠(特治星)抗细菌感染治疗,患者气紧症状有所好转。复查胸部 CT:双上肺部分病灶有吸收,但双下肺有新增斑片影、磨玻璃影。

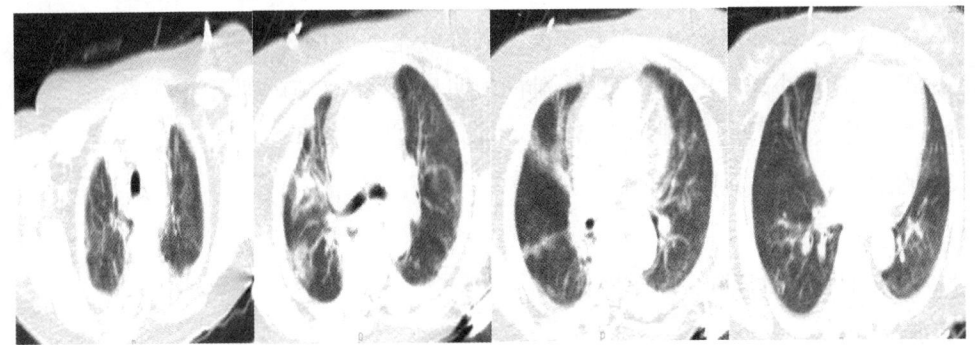

继续给予甲基泼尼松龙 40mg q12h+哌拉西林钠/他唑巴坦钠(特治星)治疗。2021 年 7 月 26 日,患者再次出现高热,明显气紧,无明显咳嗽、咳痰。

完善相关检查:

1. 血气分析:pH,7.46;$PaCO_2$,34.0mmHg;PaO_2,50.0mmHg;SpO_2,87.0%;PaO_2/FiO_2,<100mmHg。

2. 病原微生物检查：

1）血清 G 实验：＞600.00pg/mL。

2）呼吸道常规病原体（甲型流感病毒、乙型流感病毒、副流感病毒、呼吸道合胞病毒 A 型和 B 型、肺炎衣原体、肺炎支原体、嗜肺军团菌）核酸检测：阴性。

3. LDH：617U/L。

4. 免疫细胞绝对计数：CD4，33/μL；CD8，79/μL；B 淋巴细胞，9/μL；NK 细胞，54/μL。

5. 胸部 CT：双肺以纵隔为中心弥漫、对称分布磨玻璃影，可见马赛克征，支气管血管束增粗，周围小斑片影、实变影，肺间质明显增厚，双肺胸膜下未受累。

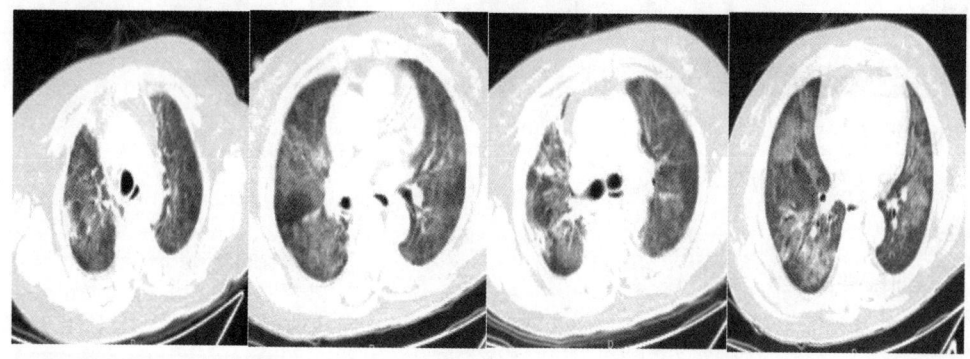

病史特点：

1. 肿瘤患者，大剂量激素、丙种球蛋白治疗 CIP、RP，后加用环磷酰胺治疗 CIP。

2. 再次出现发热、气紧，而咳嗽、咳痰不明显。

3. 查体：双肺未闻及明显干、湿啰音。

4. 胸部 CT：双肺以纵隔为中心弥漫、对称分布磨玻璃影，可见马赛克征，支气管血管束增粗，周围小斑片影、实变影，肺间质明显增厚，双肺胸膜下未受累。

5. 常见呼吸道病毒、非典型病原体、细菌、真菌检查阴性。

6. 血清 G 实验结果明显升高。

7. LDH 明显升高。

8. 免疫细胞绝对计数：严重降低。

目前诊断：

1. PJP（临床诊断）。

2. RP 治疗中。

3. CIP 治疗中。

4. 病毒性肺炎？（CMV 肺炎？）

虽然及时给予磺胺+卡泊芬净+激素+抗病毒药物等治疗，患者仍然死于呼吸衰竭。

思考：

1. 对于实体肿瘤患者，初始治疗阶段就给予化疗+免疫治疗+血管靶向治疗+肺部放疗，治疗方案是否合理？这不是这里讨论的重点，但该方案增加了 RP、CIP 发生风险。肿瘤科医生在制订治疗方案时一定要慎重。

2. 放疗刚结束 4 天，就出现发热，伴气紧、咳嗽、咳痰等呼吸道症状加重，根据胸部影像的改变，初始诊断：（1）CIP。（2）RP？（3）细菌性肺炎。是合理的。

3. 经大剂量激素+抗生素治疗 14 天后，患者症状有改善，但影像示加重的趋势。继续大剂量激素治疗的同时，加用环磷酰胺免疫抑制剂，这时临床医生忽略了患者的免疫状况已严重持续受损，机会性感染风险非常大[1]，应及时给予磺胺预防 PJP[1]。

4. 患者病情再次加重（高热，气紧，咳嗽，少痰）的胸部影像特征：双肺弥漫、对称分布磨玻璃影，少许实变影，以纵隔为中心，胸膜下未受累；可见支气管血管束增粗，肺间质增厚[2]，血清 G 实验结果和 LDH 明显升高[3]，结合患者的治疗史及细胞免疫状态[4]的检测结果，首先考虑 PJP。

5. 大剂量激素联合其他免疫抑制剂治疗，最终导致患者严重感染而死亡，这提示临床医生需要进一步优化免疫抑制剂的治疗策略（包括药物的选择、使用时机、使用剂量等）。

文献复习：

1. 随着实体肿瘤的放、化疗和血液系统恶性肿瘤、造血干细胞移植、实体器官移植、自身免疫性疾病及结缔组织病、炎症性疾病等患者应用免疫抑制剂及激素的增多，非人类免疫缺陷病毒（non-HIV）感染的免疫功能低下患者 PJP 的发生率不断上升[5]。

2. non-HIV 患者发生 PJP 较 HIV 患者不同的特征是：多为急进性病程，肺部病变迅速进展，且可快速出现呼吸衰竭，多并发其他病原学感染，诊断困难，预后更差，死亡率更高[6]。

3. 在 non-HIV 患者中，PJP 的重要危险因素长期中到大量糖皮质激素治疗和细胞介导的免疫缺陷[7]相对较为常见。所以长期大量全身使用激素的患者一定要警惕 PJP，按指南及时进行预防。

【参考文献】

1. NCCN. NCCN 癌症相关感染的预防和治疗指南（2019．V1）[Z]．2018．

2. 马丁内斯·希门尼. 肺部高分辨率 CT [M]．2 版．赵绍宏，聂永康，主译．北京：人民卫生出版社，2019．

3. Li WJ, Guo YL, Liu TJ, et al. Diagnosis of pneumocystis pneumonia using serum

(1-3)-β-D-Glucan: a bivariate meta-analysis and systematic review [J]. Journal of Thoracic Disease, 2015, 7 (12): 2214-2225.

4. 陈艳慧, 钟桥石, 杭亚平, 等. 耶氏肺孢子菌肺炎临床特点及KL-6诊断价值[J]. 中国真菌学杂志, 2021, 16 (1): 19-23.

5. Gingerich AD, Norris KA, Mousa JJ. Pneumocystis pneumonia: immunity, vaccines, and treatments [J]. Pathogens, 2021, 10 (2): 236.

6. Nureki SI, Usagawa Y, Watanabe E, et al. Veno-venous extracorporeal membrane oxygenation for severe pneumocystis jirovecii pneumonia in an immunocompromised patient without HIV infection [J]. The Tohoku Journal of Experimental Medicine, 2020, 250 (4): 215-221.

7. 段智梅, 谢菲. 非HIV感染的免疫功能低下患者急性重型耶氏肺孢子菌肺炎研究进展[J]. 中国急救复苏与灾害医学杂志, 2021, 16 (6): 704-709.

病例提供：周秋曦，王吕雨

审核：彭玲，徐珊玲

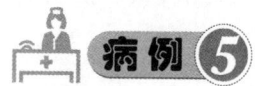

患者，女，61岁。

主诉：右乳弥漫大B细胞淋巴瘤4周期化疗、靶向治疗后1月余，咳嗽、少痰，伴心累、气紧3天。

入院日期：2021年7月8日。

病史：患者于2021年2月4日在四川省肿瘤医院行病理诊断示弥漫大B细胞淋巴瘤。

患者治疗方案：

时间	治疗	周期	疗效评估
2021.03.11/04.07/05.13/06.13	利妥昔单抗600mg d0 +环磷酰胺1000mg d1+长春地辛4mg d1+脂质体阿霉素60mg+地塞米松磷酸钠15mg d1-5（R-CHOP方案）	4	PR

2021年6月11日，因患者诉气紧行胸部CT：双肺散在炎性改变，较前增多，双侧胸膜增厚，较前新增；行BALF微生物检查+流式细胞术体液检测：未发现明确感染证据，考虑肺部炎症与抗肿瘤治疗药物（尤其是利妥昔单抗和脂质体阿霉素）相关，给予甲基泼尼松龙冲击治疗80mg bid（×5天）后好转。

以下是化疗前（2021年5月12日）、患者出现气紧症状（2021年6月11日）和激素治疗后气紧好转（2021年6月18日）胸部CT：

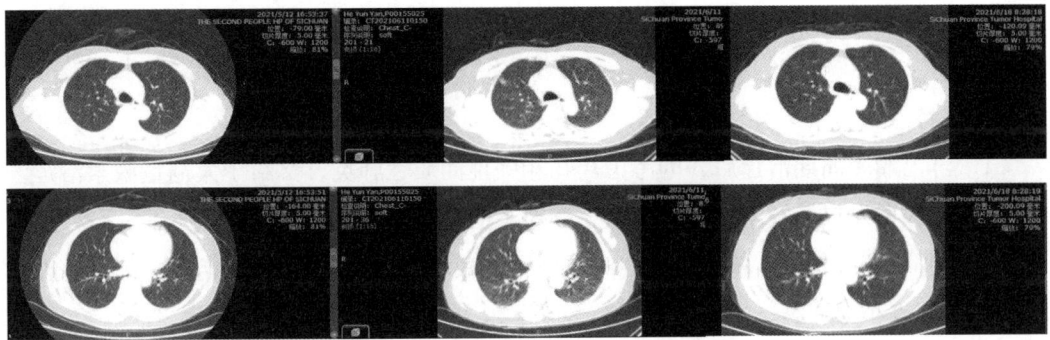

此次住院前3天（约2021年7月4日左右），患者再次出现明显气紧、咳嗽，少痰，伴发热。住院后测体温示38.2℃，立即完善胸部CT检查（2021年7月8日）：

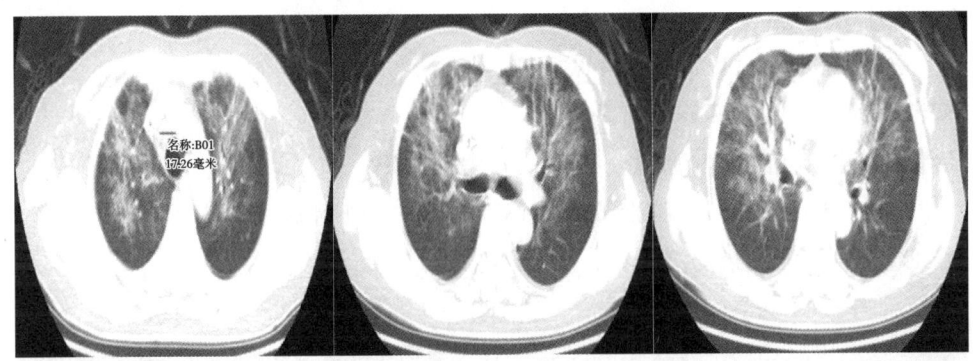

完善相关检查：

1. 炎性指标检查：

1）血常规：白细胞计数$5.02×10^9$/L，中性粒细胞计数$4.42×10^9$/L，淋巴细胞计数$0.22×10^9$/L。

2）CRP：33mg/L。

3）PCT：＜0.1ng/mL。

2. 微生物检查：

1）呼吸道病原体八项（甲型流感病毒、乙型流感病毒、腺病毒、呼吸道合胞病毒A型和B型、肺炎衣原体、肺炎支原体、嗜肺军团菌）核酸检查：阴性。

2）两次痰查细菌、真菌（涂片+培养）：阴性。

3）血清G实验：195.40pg/mL。

3. 其他：

1）LDH：467U/L。

2）血气分析：pH，7.50；$PaCO_2$，31.0mmHg；PaO_2，50.0mmHg；$PA-aDO_2$，53mmHg；PaO_2/FiO_2，238mmHg。

3）NT-proBNP：215pg/mL。

4）免疫细胞绝对计数：CD4，87/μL；CD8，59/μL；B 淋巴细胞，1/μL（均严重降低）。

病史特点：

1. 淋巴瘤多周期治疗后，因考虑药物相关性间质性肺炎，又给予大剂量激素治疗。

2. 此次以发热、气紧、咳嗽为主，咳痰不明显。

3. 胸部 CT：双肺以纵隔为中心对称分布磨玻璃影，肺间质明显增厚，支气管血管束增粗，周围小斑片影、实变影，双肺胸膜下未受累。

4. 常见呼吸道病毒、非典型病原体、细菌、真菌检查阴性。

5. 血清 G 实验结果明显升高。

6. LDH 明显升高。

7. 免疫细胞绝对计数：严重降低。

初步诊断：PJP（临床诊断）。

治疗：磺胺+卡泊芬净+激素。

BALF 行 mNGS 回示：①肺孢子菌属 1871 序列；②细环病毒 11 序列。

修正诊断：PJP（确诊）。

治疗后胸部 CT 改善情况：

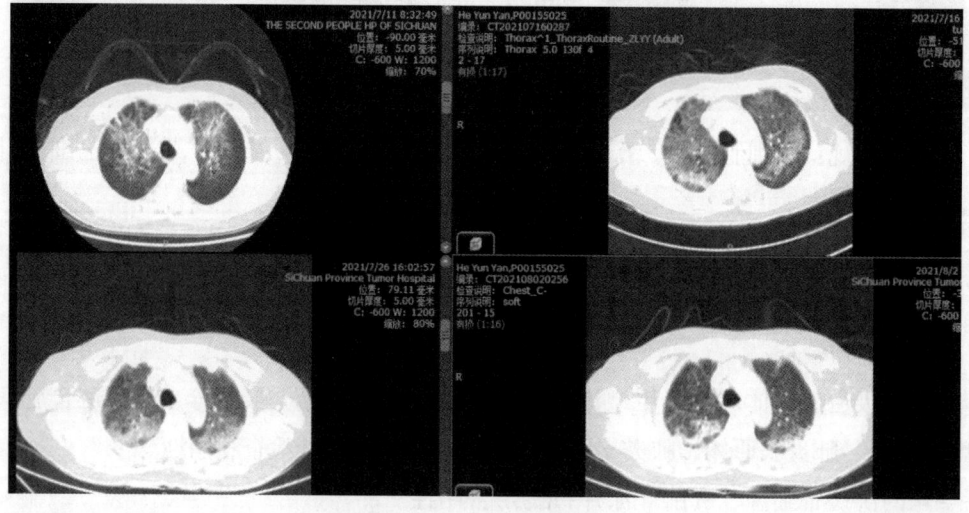

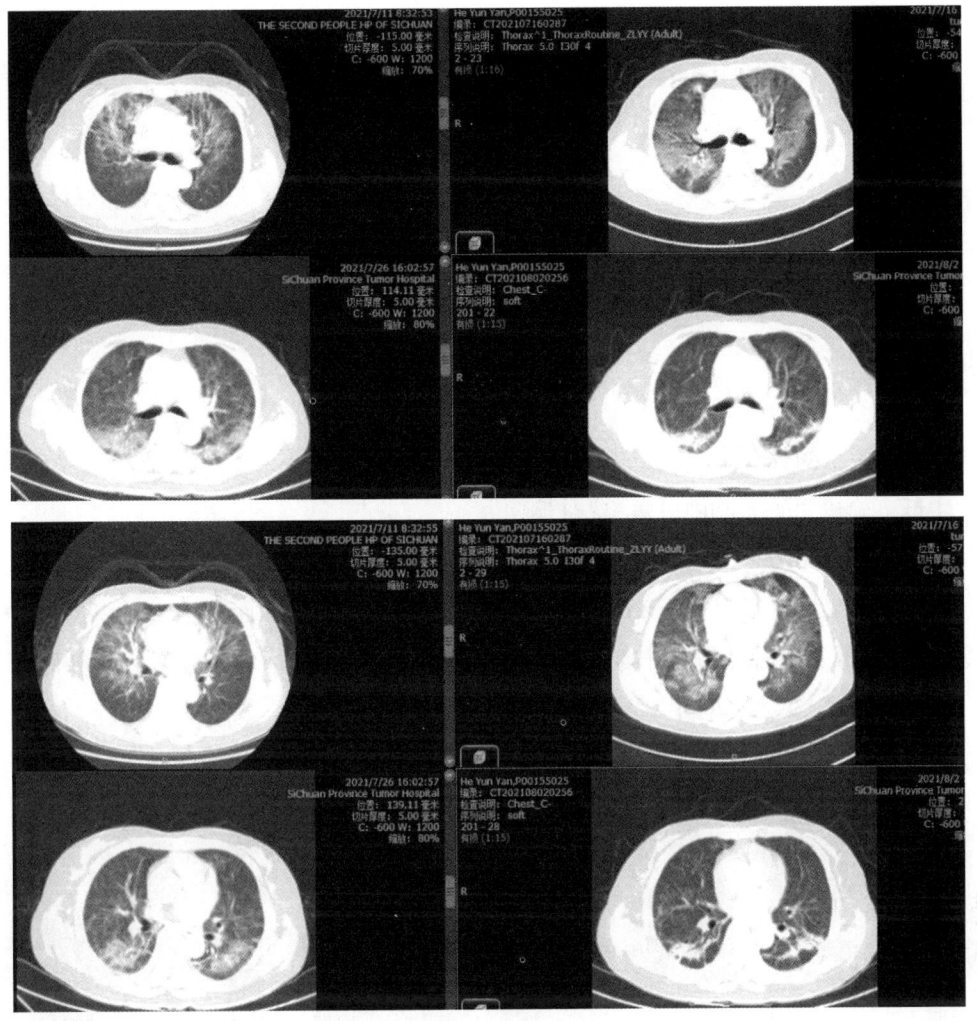

文献复习：

1. 典型 PJP 影像特征：磨玻璃影、实变影、小叶内间质与小叶间隔增厚、支气管血管束增粗等。其中由中心向外周对称性、弥漫分布的磨玻璃影及其进展所致实变影是 PJP 早期最常见、最具特点的 CT 表现；中期影像表现为以肺门为中心双侧对称向外分布的磨玻璃影、斑片影，胸膜下较少受累，呈典型的月弓征表现；晚期表现为间质纤维化，双肺下叶间隔明显增厚，有条索影、网格影[1]。

2. 长期大剂量使用激素，是 PJP 的高危因素，临床医生一定要高度警惕，按照相关指南进行药物预防[2]。

【参考文献】

1. 段智梅，谢菲. 非 HIV 感染的免疫功能低下患者急性重型耶氏肺孢子菌肺炎研究进展［J］. 中国急救复苏与灾害医学杂志，2021，16（6）：704-709.

2. NCCN. NCCN 癌症相关感染的预防和治疗指南（2019.V1）[Z]. 2018.

病例提供：李达，王吕雨

审核：彭玲，赵晶

第二节　肺结核

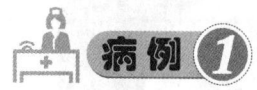

患者，男，69 岁。

主诉：确诊"食管胸中段鳞癌"1 周。

入院日期：2020 年 12 月 9 日。

病史：患者因吞咽困难于 2020 年 12 月 2 日行胃镜检查示：距门齿 25cm 见食管肿瘤上缘，于 30cm 见食管隆起性肿物，管腔明显狭窄，胃镜无法通过；病理示：鳞癌。

入院后胸部 CT（2020 年 12 月 9 日）：

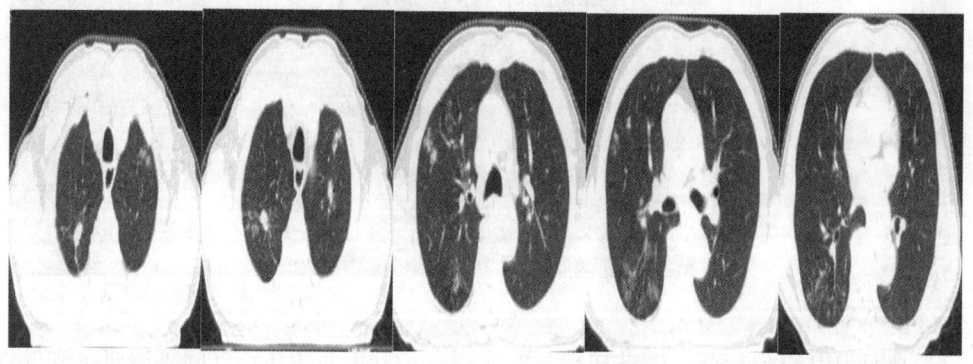

患者影像特点：

1. 小叶中央结节，树芽征；银河系征（较大的结节、斑片病灶周围有小的卫星灶）；小叶不均匀实变斑片影。

2. 主要分布在上叶尖段、后段，下叶背段。

3. 病灶呈多态性：有斑片渗出、纤维条索、高密度结节钙化。

行 PPD 试验：强阳性；TB-IGRA 检查：阳性；痰 TB-XPERT 检查：阳性。

诊断：继发性肺结核。

规范的抗结核治疗后 20 天，开始抗肿瘤治疗，以下是患者肿瘤治疗过程：

时间	方案	周期	疗效评估
2020.12.30 起	针对食管病灶、阳性淋巴结照射：GTV 54Gy/30f；GTVln 54Gy/30f；GTVln2 54Gy/30f，CTV 45Gy/25f；CTVln 45Gy/25f		PR
2021.01.11	替吉奥	1	PR
2021.02.22 起	放射性肺炎激素治疗		
2021.03—2021.05	卡培他滨	2.5	肝转移灶长大
2021.06.04	肝肿瘤供血动脉造影及灌注化疗栓塞术（吉西他滨 1.4g）	1	
2021.07.20	白蛋白紫杉醇 0.4g ivgtt d1 q3w	1	
2021.07.26	骨转移灶放疗 10 次		

抗肿瘤 8 月中，均未因肺结核问题而中断肿瘤治疗。动态随访肺结核控制情况：

2021 年 1 月 26 日：

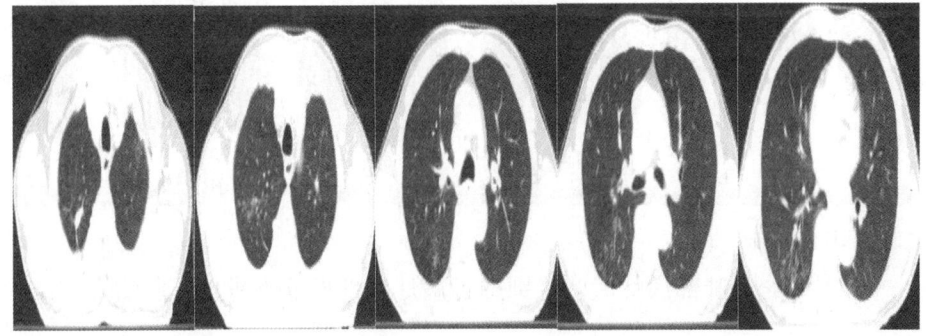

2021 年 2 月 20 日：

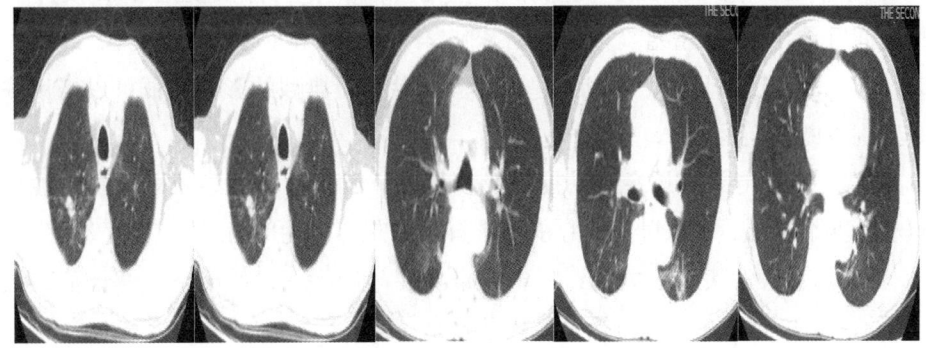

2021 年 4 月 7 日：

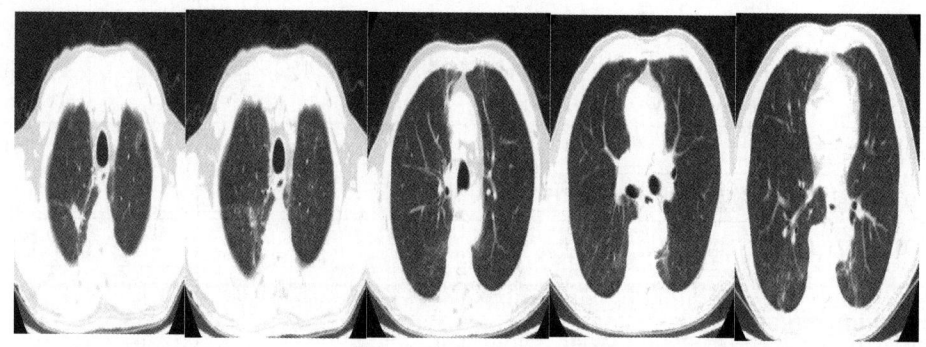

2021 年 8 月 12 日：

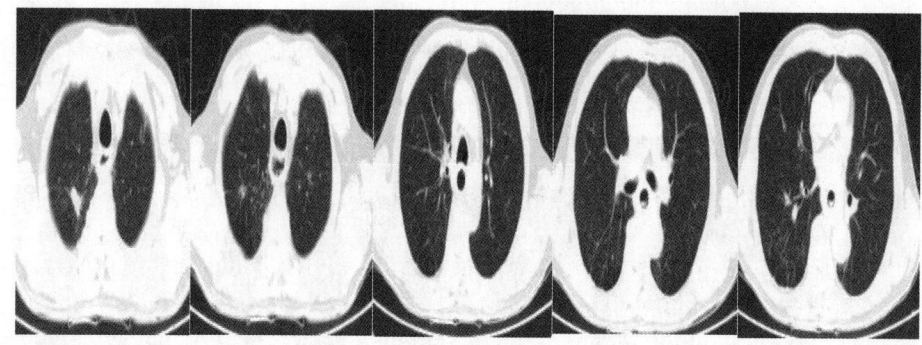

文献复习：

1. 恶性肿瘤合并肺部病灶时，鉴别肺部病灶的性质非常重要，肿瘤合并结核相对常见。

2. 肺结核的影像特点：多发生在上叶尖后段、下叶背段及后基底段，呈多态性，即浸润（渗出影）、增殖（肉芽肿结节）、干酪样坏死（可形成空洞）、纤维钙化病变同时存在，故密度不均匀，多见卫星病灶和树芽征。典型的影像特征可以帮助临床医生缩小鉴别诊断范围[1]。

3. 肿瘤治疗可导致机体免疫功能进一步受损，发生严重感染或既往感染性疾病加重的可能性明显增加，所以肿瘤治疗前要求有效控制感染性疾病。

4. 呼吸道传染性疾病还关系到院内感染防控问题，一般情况下，经规范的抗结核治疗，痰涂（+）患者在 1 月内绝大多数可痰涂（-）。

5. 文献显示[2]：抗结核治疗后及时行抗肿瘤治疗，对控制结核和恶性肿瘤进展均有益；对感染中毒症状明显的患者，还是应该有效地控制感染症状后再启动肿瘤相关治疗。

【参考文献】

1. 郭启勇，王振常. 放射影像学［M］. 北京：人民卫生出版社，2015.

2. 李山成,张磊,李道堂,等. 肺癌合并肺结核 39 例临床分析 [J]. 山东大学学报(医学版),2014,52(z1):51-52.

病例提供:李达,陈文力
审核:彭玲,赵晶

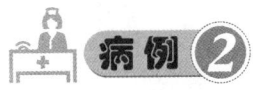

患者,男,52 岁。

主诉:发现甲状腺肿物 10 天。

入院日期:2018 年 1 月 4 日。

病史:因发现右侧甲状腺肿物,于 2018 年 1 月 11 日全麻下行甲状腺右叶及峡叶切除+喉返神经探查+中央区淋巴结清扫,术后病理示:<甲状腺右叶、峡叶及肿块>1 乳头状癌,<右中央区淋巴结>4/5 枚见癌转移。术后第 4 天(2018 年 1 月 15 日)无明显诱因出现发热、咳嗽,少痰,体温在 37.8℃ – 39.5℃。血常规检查示:白细胞计数正常,超敏 CRP 71.05mg/L。先给予头孢硫咪,后换用头孢哌酮舒巴坦,体温控制不佳。2018 年 1 月 19 日复查胸部 CT(与住院时 2018 年 1 月 8 日胸部 CT 对比):双肺满布粟粒性微小结节,明显增多,左下肺原有大小不等的结节伴部分钙化,纵隔有多个淋巴结增大,部分有钙化。

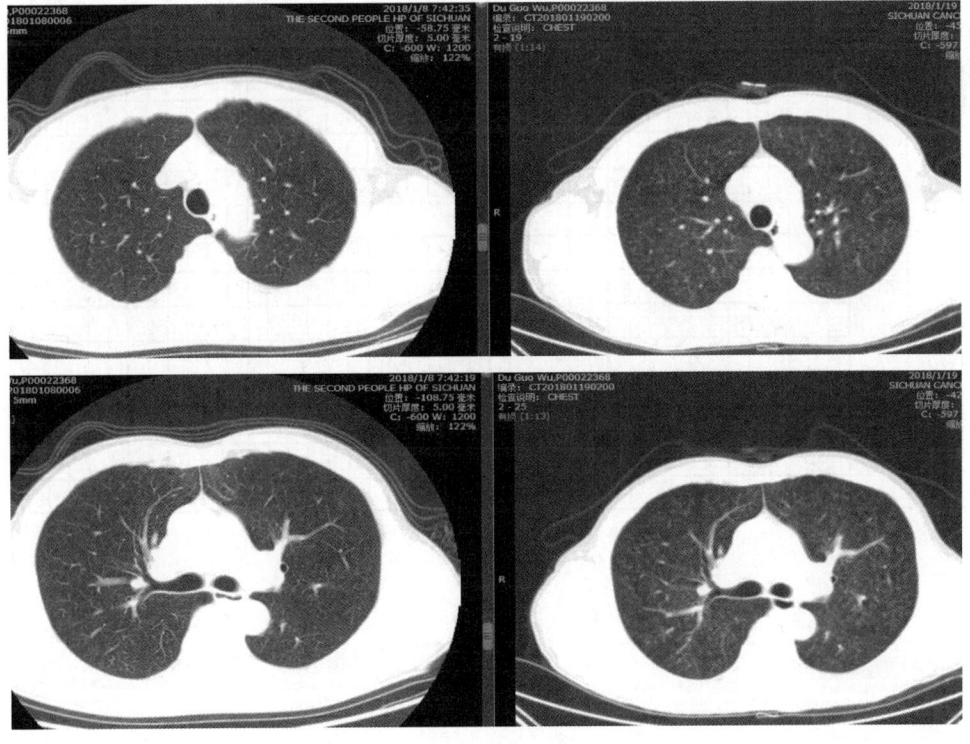

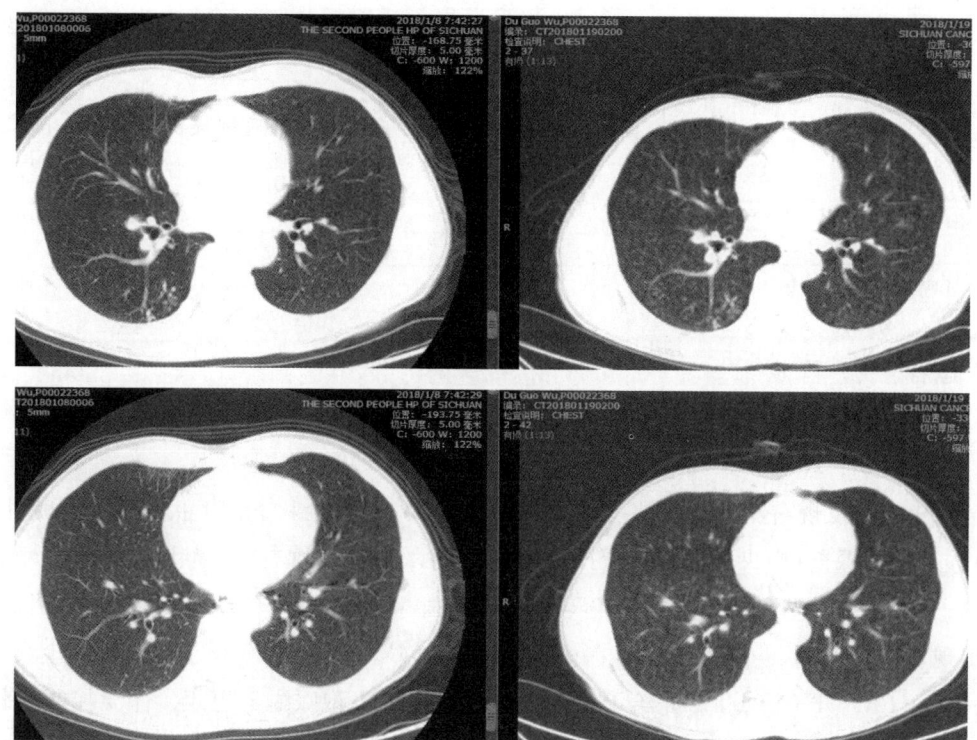

因胸部 CT 怀疑是粟粒型肺结核（即血行播散性肺结核），2018 年 1 月 23 日抗生素暂改为莫西沙星 400mg qd。以下是体温变化情况：

日　　期	2018-01-25	01-26	01-27	01-28	01-29	01-30
住院天数	22	23	24	25	26	27
术后天数	14					

完善相关检查：

1. 炎性指标检查：

1）血常规：白细胞计数$5.41×10^9$/L，中性粒细胞计数$4.34×10^9$/L，中性粒细胞比率80.2%，淋巴细胞计数$0.55×10^9$/L。

2）CRP：11.76mg/L。

3）血沉：107mm/h。

4）PCT：0.15ng/mL。

2. 微生物检查：

1）3次合格痰查（细菌、真菌）（涂片+培养）、抗酸染色：阴性。

2）2次双套血培养：阴性。

3）BALF（细菌、真菌）（涂片+培养）、抗酸染色：阴性。

4）血清G实验：20.69pg/mL。

5）BALF行结核Xpert（外送）检测：结核分枝杆菌核酸阳性（少量），利福平突变基因阴性。

3. BALF细胞学检查：少许支气管上皮细胞及组织细胞，未见肿瘤细胞。

4. 血TB-IGRA检查：阳性。

病史特点：

1. 恶性肿瘤手术治疗后4天。

2. 手术前胸部CT：双肺散在斑点结节影，以右肺下叶背段为主，部分伴钙化，双肺胸膜散在条索影及少许斑片影，纵隔见数个稍大淋巴结，最大一个约2.0cm×1.1cm，部分可见钙化。

3. 术后出现发热、咳嗽、少痰；血常规：血象不高，淋巴细胞计数显著降低。
4. 术后复查胸部 CT：双肺弥漫均匀分布 1–2mm 的微小结节。
5. 外周血、合格痰、BALF 行病原微生物检查均显示阴性。
6. BALF 细胞学检查：未见肿瘤细胞。
7. 头孢硫咪、头孢哌酮舒巴坦治疗无效，莫西沙星治疗有效。
8. TB-IGRA：阳性。
9. BALF 行结核 Xpert 检测：结核分枝杆菌核酸阳性（少量）。

诊断：急性粟粒型肺结核。

2018 年 1 月 27 日开始 HRZE 抗结核治疗，2018 年 4 月 2 日复查胸部 CT：双肺粟粒性结节明显减少，纵隔淋巴结与前相似，右肺下叶背段病灶与前类似。

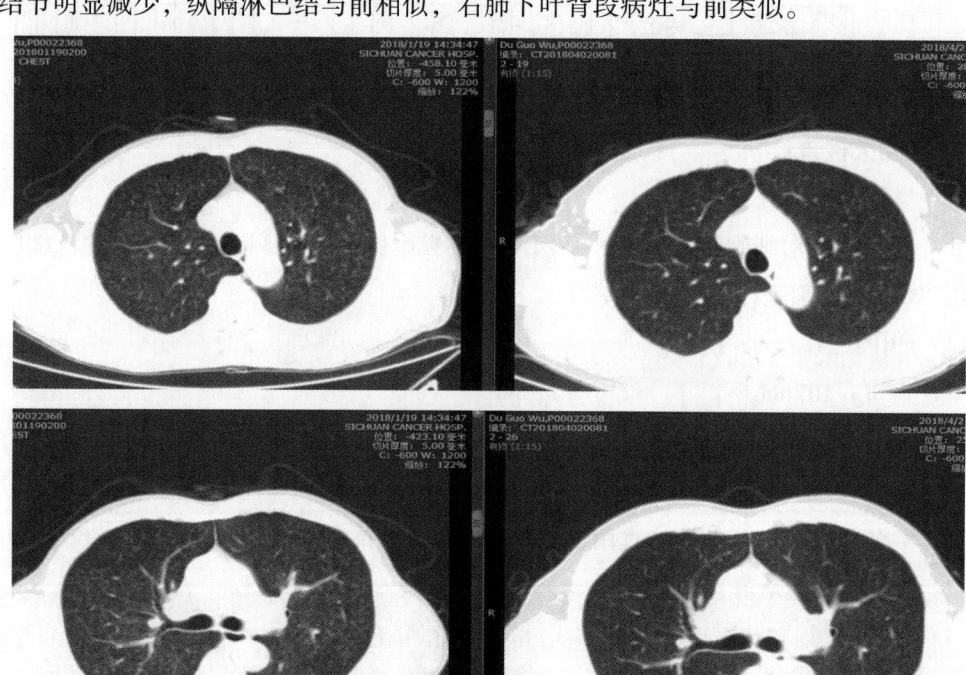
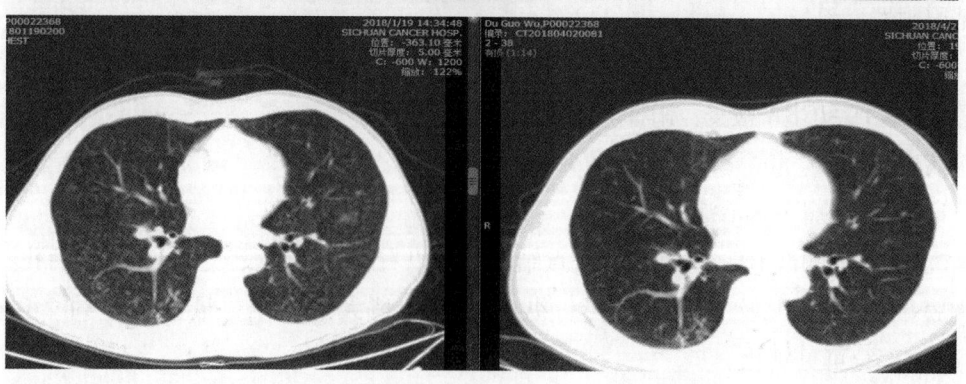

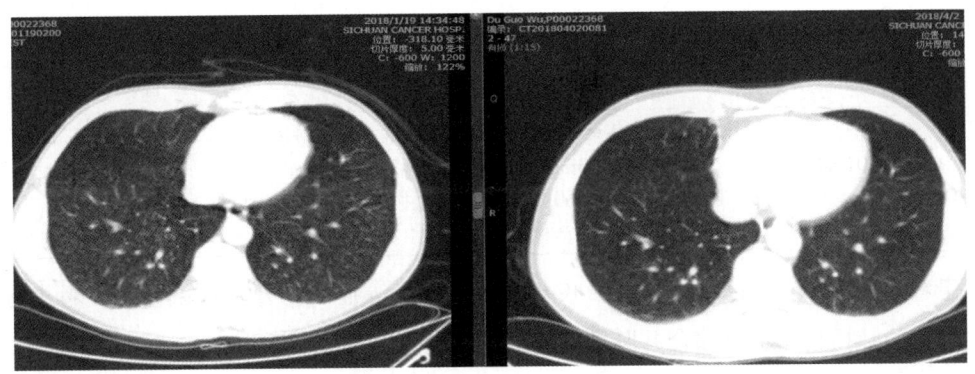

文献复习：

1. 机体免疫力下降是患者结核内源性复燃、外源性再感染，乃至扩散的内在原因[1]。
2. 急性血行播散性肺结核（急性粟粒型肺结核）的影像特点：两肺各叶可见弥漫分布的粟粒性结节，结节大小、密度、分布均匀[2]。

【参考文献】

1. 李兰娟，任红. 传染病学［M］. 8版. 北京：人民卫生出版社，2013.
2. 郭启勇，王振常. 放射影像学［M］. 北京：人民卫生出版社，2015.

病例提供：梁靖媛，王吕雨
审核：彭玲，周鹏

第三节　肺曲霉病

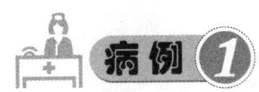

患者，男，66岁。

主诉：难治性弥漫大B细胞淋巴瘤4周期化疗后30天。

入院日期：2020年6月15日。

病史：2019年11月21日因"左颈肿块"行活检病理检查：＜左颈肿块＞淋巴组织增生性疾病；免疫表型：CD20（+）、CD79a（+）、CD3（-）、CD5（-+）、MUM1（+）、BCL2（弱+，10%）、BCL6（+，5%）、CD10（个别散在阳性）、Ki-67（+，80%）。结合HE染色结果，考虑弥漫大B细胞淋巴瘤，non-GCB型。

患者肿瘤治疗过程：

时间	方案	周期	疗效评估
2019.12.14/2020.01.15/02.20/03.23	R-CHOP 方案化疗：利妥昔单抗 600mg ivgtt d0 + 环磷酰胺 1000mg ivgtt d1 + 长春地辛 4mg iv d1 + 脂质体阿霉素 60mg ivgtt d1 + 甲基泼尼松龙 100mg po d1-5，21 天一周期	4	PR

患者约 2020 年 4 月 22 日出现干咳、胸闷、气紧等症状，外院住院治疗，考虑化疗药物导致的肺损伤，不排除合并肺部感染（没有外院的胸部 CT 片）。予抗感染、激素治疗，患者气紧等症状缓解，复查胸部 CT（2020 年 5 月 12 日）：未发现明显异常。

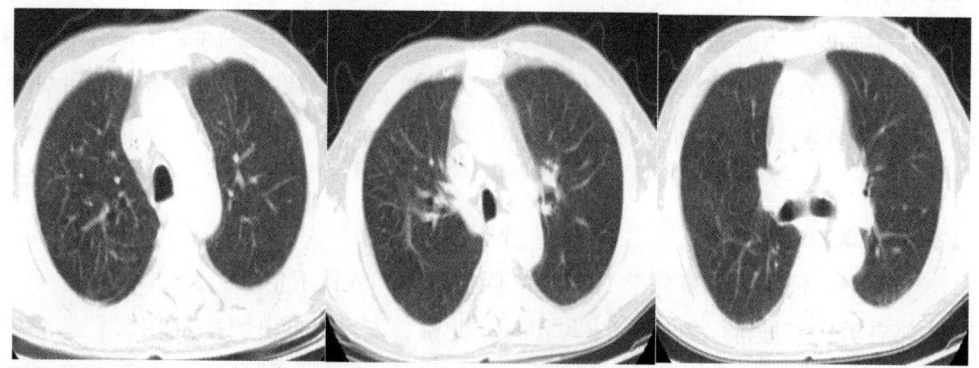

此次住院拟行下一周期肿瘤治疗，入院时患者有咳嗽，少量咳痰。入院后胸部 CT（2020 年 6 月 17 日）：

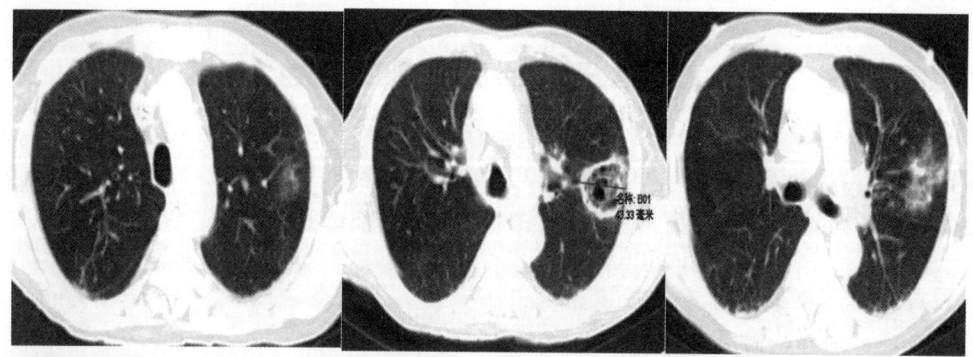

病史特点：

1. 淋巴瘤患者，多周期化疗（包括环磷酰胺、大剂量激素等）。

2. 第 4 周期化疗后出现咳嗽、呼吸困难等症状，外院考虑药物相关性肺损伤，又给予激素治疗。

3. 1 月内，肺部新增结节伴干性空洞形成，空洞内分隔、牵丝状。

虽为非粒细胞缺乏患者，但有淋巴瘤这个基础疾病，且反复使用环磷酰胺、大剂量激素等免疫抑制剂，所以患者也属于免疫受损人群，肺部新增结节伴空洞，一定要排除真菌（特别是曲霉）等感染性病变。患者有咳嗽，无发热，临床症状不重，病情呈亚急性状态，所以先尽量寻找病原学证据，再行治疗。

完善相关检查：

1. BALF送查细菌、真菌（涂片+培养）：烟曲霉。

2. BALF送mNGS检查：烟曲霉。

诊断：侵袭性肺曲霉病（临床诊断，亚急性）。

文献复习：

1. 宿主的免疫功能尤其是先天免疫功能缺陷在侵袭性肺曲霉病的发病中起主要作用[1]。恶性血液病、造血干细胞移植等导致的长期粒细胞缺乏是公认的侵袭性肺曲霉病的经典危险因素，没有粒细胞缺乏的侵袭性肺曲霉病患者大多有其他基础疾病或曾使用过糖皮质激素[2,3]。

2. 美国研究者针对1000多家医疗机构11881例侵袭性真菌病患者的数据统计分析显示，最易发生侵袭性真菌病的前3种患者群体依次为慢性阻塞性肺疾病患者、糖尿病患者和恶性血液系统疾病患者[4]，说明非粒细胞缺乏患者发生侵袭性肺曲霉病的病例并不少，应该引起临床医生的重视。

3. 粒细胞缺乏患者侵袭性肺曲霉病肺部典型影像表现是晕轮征、楔形改变和新月征等，而非粒细胞缺乏患者侵袭性肺曲霉病肺部影像表现却呈现多样性，特异性差，典型表现只见于少数患者，大部分表现为结节、实变和空洞[5]。

4. 对非粒细胞缺乏且一般情况相对稳定的患者考虑侵袭性肺曲霉病时应力争做到确诊，至少应该是临床诊断，避免过度治疗，减少药物相关不良反应和耐药菌产生的机会，提高患者的生存率[5]。

【参考文献】

1. Mackel JJ, Steele C. Host defense mechanisms against *Aspergillus fumigatus* lung colonization and invasion［J］. Current Opinion in Microbiology，2019，52：14-19.

2. Tejerina EE, Abril E, Padilla R, et al. Invasive aspergillosis in critically ill patients：an autopsy study［J］. Mycoses，2019，62（8）：673-679.

3. Chakrabarti A, Kaur HS, Savio J, et al. Epidemiology and clinical outcomes of invasive mould infections in Indian intensive care units（FISF study）［J］. Journal of Critical Care，2019，51：64-70.

4. Menzin J, Meyers JL, Friedman M, et al. Mortality, length of hospitalization, and costs associated with invasive fungal infections in high-risk patients［J］. American Journal of Health-System Pharmacy，2009，66（19）：1711-1717.

5. 施毅. 重视非粒细胞缺乏患者侵袭性肺曲霉病的临床诊治［J］. 上海医药，

2014, 35 (9): 15-19.

病例提供：李达，魏雯
审核：彭玲，赵晶，李力

病例 2

患者，男，30岁。

主诉：咳嗽、咳血1周。

入院日期：2018年8月30日。

病史：入院前1周，因劳累并受凉出现咳嗽、咳血，无发热等其他不适。

既往史：8年前（2010年6月1日）因"咳嗽、咳血"在四川省肿瘤医院行"左肺主支气管肿瘤切除+左上肺袖式切除术"，术后病理示黏液表皮样癌，辅助根治性放疗（2010年7月13日—2010年8月17日）。术后每年动态随访胸部CT，未见肿瘤复发。

2018年8月30日复查胸部CT：肺部病变与半年前基本相似。

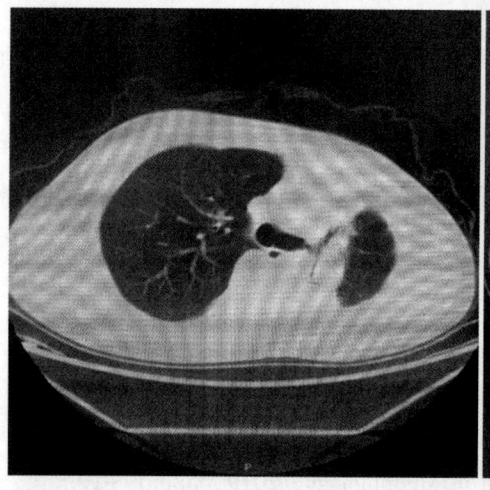
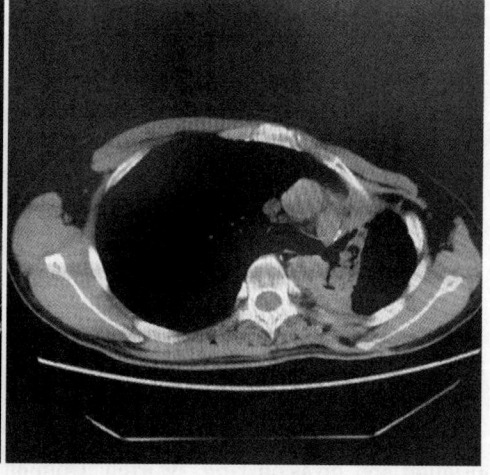

此次因再次咳血住院，行纤支镜检查：左支气管袖式成形术后，吻合口未见异常，左肺下叶背段的亚段闭塞，坏死物堵塞。坏死物取活检，病理检查示：真菌团，曲霉菌，未见肿瘤细胞。

其他相关检查：

1. 血常规：白细胞计数 $4.10×10^9$/L，中性粒细胞计数 $3.19×10^9$/L，淋巴细胞计数 $0.44×10^9$/L，中性粒细胞比率77.8%。

2. CRP：10.1mg/L。

3. PCT：<0.1ng/mL。

4. 血清G实验：<37.50pg/mL。

5. HIV：阴性。
6. 血清曲霉特异性 IgG 抗体：阴性。

病史特点：

1. 肺癌术后 8 年，术后留下肺部空洞病灶。
2. 胸部 CT 示：肺部空洞中有球形团块样物质填充。近年胸部影像稳定。
3. 纤支镜检查：左肺下叶背段的亚段闭塞，坏死物堵塞。
4. 坏死物病理检查：真菌团，曲霉。

诊断： 慢性肺曲霉病（单发肺曲霉球）。

术后动态随访胸部 CT：

2012 年 5 月 30 日：

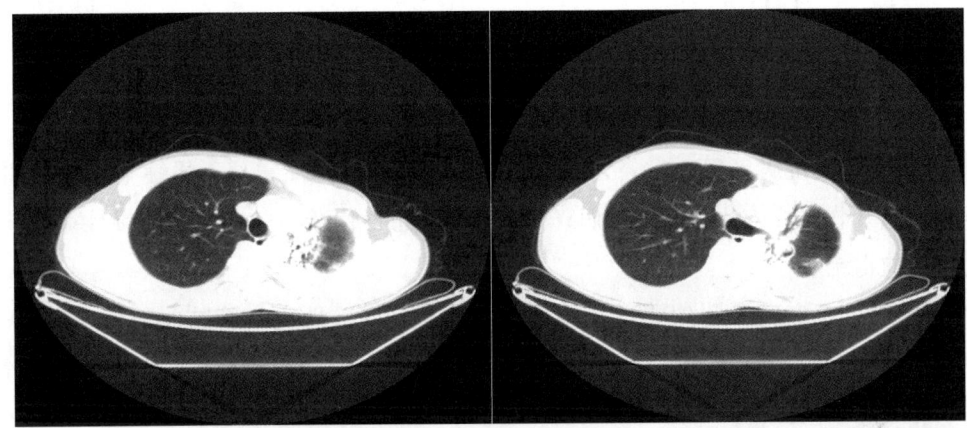

2015 年 12 月 12 日：

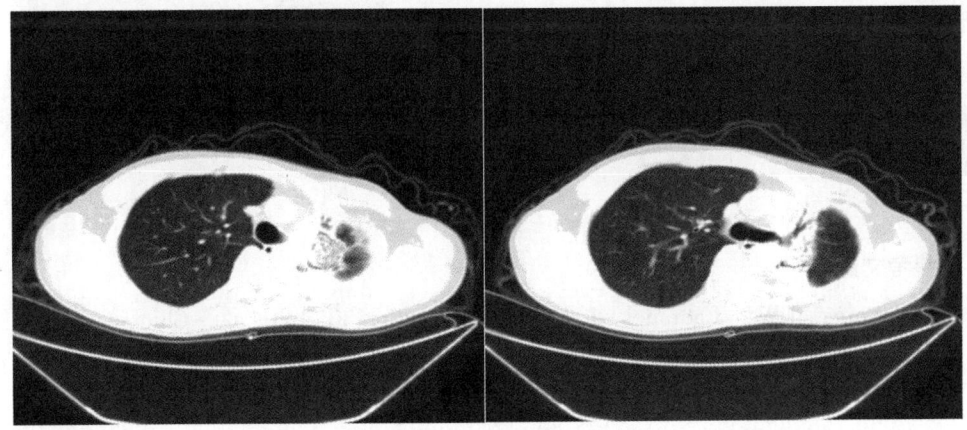

文献复习：

1. 曲霉菌是一种无处不在的霉菌，存在于有机坏死物、发霉谷物、水、土壤、衣物、皮毛、鞋帽、家具等，正常人皮肤黏膜上也可分离到，其疏水孢子很容易分散到空气中，被人吸入后能够深入呼吸道内部。曲霉菌属于条件致病菌，大于 90% 的侵袭性曲霉感染位于肺部。

2. 肺曲霉病的临床表现与宿主的免疫状态密切相关[2]：

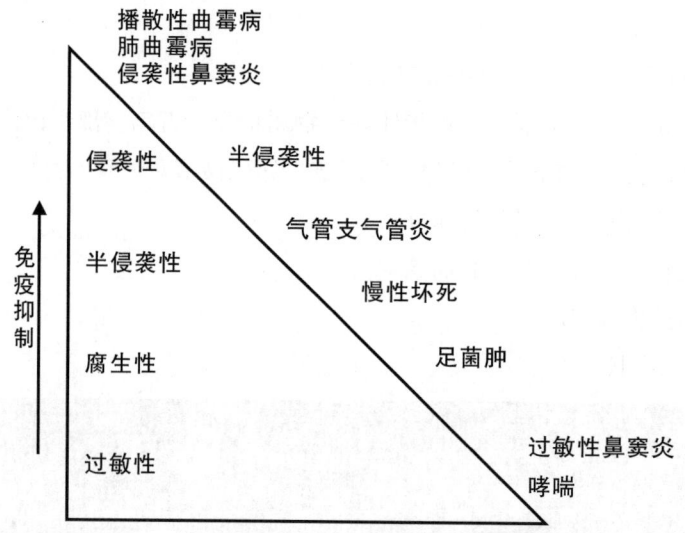

3. 慢性肺曲霉病（CPA）分为以下几种类型：单发肺曲霉球、慢性空洞性肺曲霉病（CCPA）、慢性纤维化性肺曲霉病（CFPA）、亚急性侵袭性肺曲霉病或慢性坏死性肺曲霉病、曲霉结节[1]。

4. 多种肺部疾病都是 CPA 的危险因素：结核、变应性支气管肺曲霉病（ABPA）、慢性阻塞性肺疾病、肺炎、结节病等[2]。日本的一项回顾性研究表明，475 名肺癌患者中肺叶切除术后 17 名（3.6%）患者出现 CPA。

5. CPA 的诊断需同时满足以下条件：①胸部特征性影像表现；②曲霉菌感染的直接证据或针对曲霉菌的免疫反应阳性；③排除其他疾病，病程至少 3 月[1]。

6. 治疗建议：对于单纯性肺曲霉球患者，如空洞大小在 6-24 月内无增大，应定期观察。对于此类患者，抗曲霉药物治疗通常无效。一般建议有进展以及有临床症状的 CPA 患者进行治疗[1]。

【参考文献】

1. Denning DW, Cadranel J, Beigelman-Aubry C, et al. Chronic pulmonary aspergillosis: rationale and clinical guidelines for diagnosis and management [J]. The European Respiratory Journal, 2016, 47 (1): 45-68.

2. 李培，苏欣，施毅. 慢性肺曲霉病基础疾病 108 例回顾性分析 [J]. 中国呼吸与危重监护杂志, 2018, 17 (4): 348-353.

病例提供：李达，王祥

审核：彭玲，庄翔

第四节 侵袭性镰刀菌病

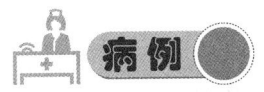

患者,男,4岁。

主诉:左肱骨尤文肉瘤活检术后9周期化疗后,肿瘤切除术后2月余,2周期化疗后1月,发现肺部多发结节2周。

入院日期:2021年4月21日。

病史:2020年4月30日全麻下行左肱骨肿瘤切开活检术,病理诊断:尤文肉瘤(Ewing肉瘤)。

患儿治疗经过:

时间	方案	周期	疗效评估
2020.05.16/06.18/07.17/08.19/09.24	VDC/IE方案交替化疗(VDC方案2周期、IE方案1周期)	5	PD
2020.11.05/11.25	IE方案	2	PD
2020.12.29	VAC方案	1	
2021.01.23	异环磷酰胺8g+依托泊苷200mg	1	
2021.02.09	左肱骨近端瘤段切除重建术		
2021.02.28/03.20	环磷酰胺0.6g+吡柔比星40mg+长春地辛1mg、异环磷酰胺8g+依托泊苷300mg	2	

2021年4月12日于北京大学人民医院复查胸部CT示:对比2021年4月7日胸部CT,双肺多发结节斑片影,较前新增(这两次都是在外院行胸部CT检查)。以下是2021年4月12日胸部CT:

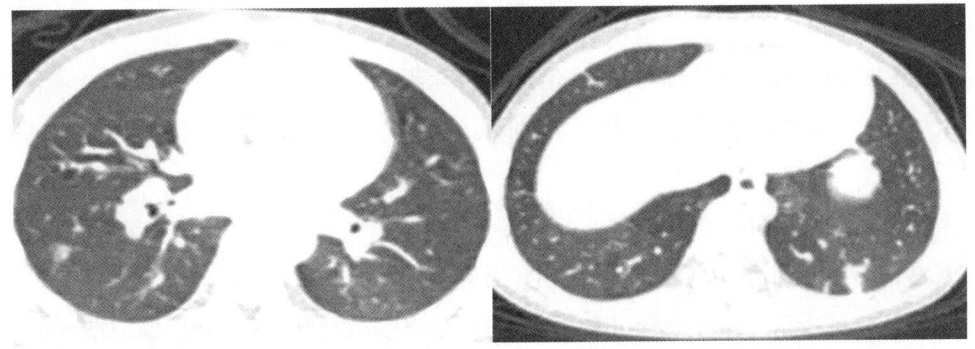

血清G实验结果为516.85pg/mL,血清GM实验阴性,考虑真菌感染可能性大。因患

儿体温一直正常，无咳嗽、咳痰、气紧、喘息等呼吸道症状，一般状态好，未立即行进一步检查及治疗。为明确是否感染及行下一步化疗，于 2021 年 4 月 21 日再次就诊于四川省肿瘤医院。

入院后检查：

1. 2021 年 4 月 23 日胸部 CT：双肺散在多个小结节、类结节及片结影，局部呈类圆形改变，部分空洞，较前新增，待排转移或炎性，纵隔未见肿大淋巴结。

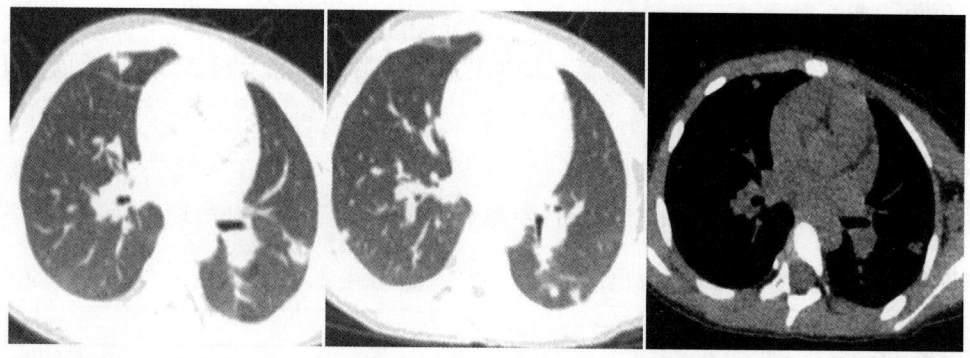

2. 血常规：白细胞计数 $2.50×10^9/L$，中性粒细胞计数 $1.25×10^9/L$，淋巴细胞计数 $0.58×10^9/L$，血红蛋白 107g/L，血小板计数 $336×10^9/L$；CRP 2.3mg/L。

3. 免疫细胞绝对计数：CD4/CD8 0.87，CD4 218/μL，B 淋巴细胞 36/μL，NK 细胞 72/μL。

4. 2021 年 4 月 28 日导管血培养需氧瓶 36 小时报阳，镜检为真菌菌丝；2021 年 5 月 3 日外周血培养检测示镰刀菌属；2021 年 5 月 4 日拔除的导管尖端培养报阳：镰刀菌属。因条件及经验有限，未行镰刀菌属分类及药敏试验。

诊断：

1. 侵袭性镰刀菌病（确诊）？导管相关血流感染？
2. 继发性侵袭性肺镰刀菌病？

患儿一直没有明显感染中毒症状，全身情况较好，是菌血症？血行播散至肺部？是否需要治疗？因为：

1. 患儿经过多线、综合的抗肿瘤治疗，后续还需抗肿瘤治疗。
2. 患儿置入的 PICC 管、经 PICC 管抽的导管血、外周血都查到同一种病原体——镰刀菌属。
3. 肺部也是新增的病灶。
4. 曾在外院查到血清 G 实验结果明显升高。

所以还是给予伏立康唑治疗（相关文献显示，伏立康唑治疗侵袭性镰刀菌病的成功率为 46%–67%[1]）。

治疗后肺部病灶消失,血培养阴性,复查胸部CT(其间没有抗肿瘤治疗):结节影完全消失。伏立康唑总疗程仅为6周。

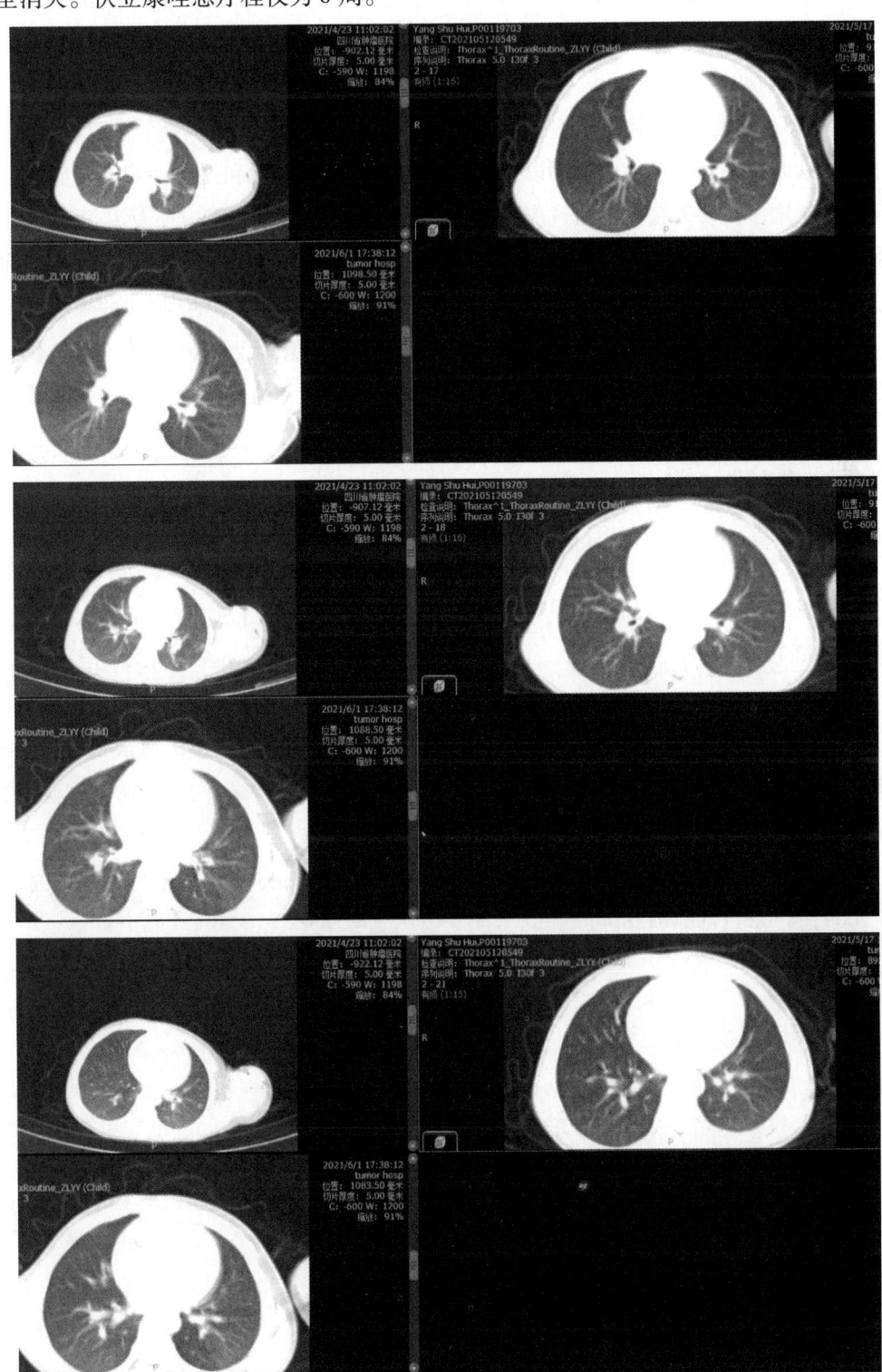

文献复习：

1. 血液病、恶性肿瘤侵袭性真菌感染发生率相对较高，该患儿虽缺乏经典的侵袭性真菌病发生的危险因素，但长期反复化疗、近期手术、有深静脉导管置入等多种真菌感染的危险因素[2]。

2. 镰刀菌多是腐生菌，与免疫力正常宿主的软组织感染、角膜炎、甲真菌病有关。由于应用细胞毒性药物治疗白血病以及器官移植增多，侵袭性和播散性镰刀菌感染病例近年来逐年增多。镰刀菌可以通过皮肤黏膜、呼吸道等部位引起感染，感染可局限也可播散。播散性镰刀菌病几乎仅发生于免疫受损患者。镰刀菌病的诊断主要根据宿主因素、临床表现（75%的镰刀菌病会有皮肤表现）、真菌培养、组织病理学检查[1]。

3. 镰刀菌病很难治疗，尤其是播散性镰刀菌病的病死率很高。体外药敏试验结果表明氟康唑、伊曲康唑、氟胞嘧啶对镰刀菌无抗菌活性，目前主要治疗方法是联合应用伏立康唑和两性霉素B。该患儿治疗成功的关键是免疫状态不是非常差，病情不重，对伏立康唑的敏感性较好[3]。

【参考文献】

1. Cornely OA, Arikan-Akdagli S, Dannaoui E, et al. ESCMID and ECMM joint clinical guidelines for the diagnosis and management of mucormycosis 2013［J］. Clinical Microbiology and Infection，2014，20（Suppl. 3）：5-26.

2. 中国医师协会血液科医师分会，中国侵袭性真菌感染工作组. 血液病/恶性肿瘤患者侵袭性真菌病的诊断标准与治疗原则（第六次修订版）［J］. 中华内科杂志，2020，59（10）：754-763.

3. 史俊艳，徐英春. 镰刀菌感染的流行病学及其诊治进展［J］. 中国真菌学杂志，2009，4（2）：124-128.

病例提供：段凤仪，周秋曦
审核：彭玲，马雪，胥萍瑶

第五节　侵袭性隐球菌病

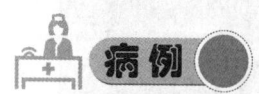

患者，男，53岁。

主诉：发热、畏寒伴肌肉酸痛5天。

入院日期：2021年8月24日。

病史：5天前患者不明原因出现发热、畏寒伴肌肉酸痛，最高体温达39℃，物理降温未见明显好转，口服布洛芬后体温在37℃-38℃之间波动，后口服阿莫西林、莫西沙星等药物抗感染治疗，未见明显好转，住院治疗。

患者有肝癌病史，以下是患者肝癌治疗过程：

时间	方案	周期	疗效评估
2021.01.19	腹腔镜左三肝切除术+胆囊切除术		SD
2021.02.20/04.08	肝动脉造影及灌注化疗栓塞术：奥沙利铂150mg d1+氟尿嘧啶1000mg d1+亚叶酸钠0.3g	2	SD

拟行第二次介入治疗时（2021年4月7日）患者行胸部CT发现：右肺下叶2个新增结节，较大截面约1.3cm×0.9cm。患者无任何症状，但仍自服头孢类抗生素半月。2021年5月7日复查胸部CT示病灶无变化，继续随访。2021年6月2日再次复查胸部CT示：右肺下叶4个结节，较大截面约1.31cm×0.95cm。以下是2021年1月8日、2021年4月7日、2021年5月7日和2021年6月2日的胸部CT对比：

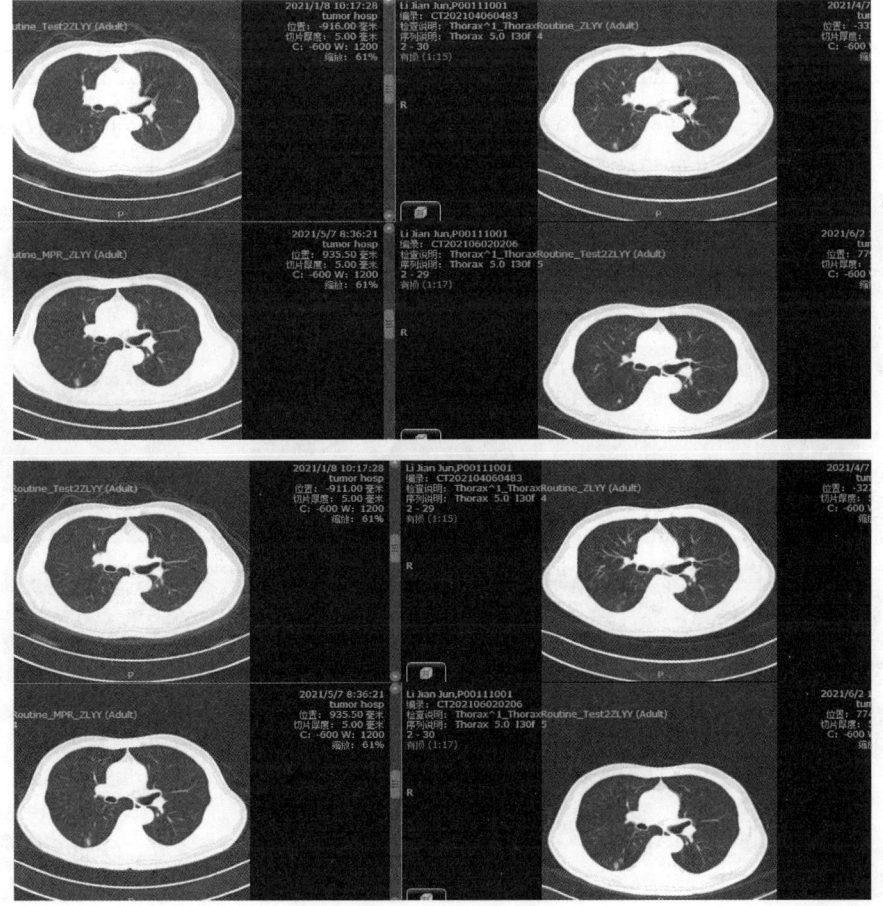

因抗生素治疗无效,病灶在增加,2021年6月9日行"单孔胸腔镜下右肺下叶楔形切除术+胸膜粘连烙断术"治疗,术中病理示:纤维增生,巨细胞反应及灶性小脓肿形成,因病理证实非肿瘤病灶,外科医生和患者均未再明确病灶的性质。

此次入院(2021年8月24日)后患者仍高热,精神状态差,先后接受头孢哌酮钠舒巴坦钠、莫西沙星+美罗培南+万古霉素治疗,仍存在高热。

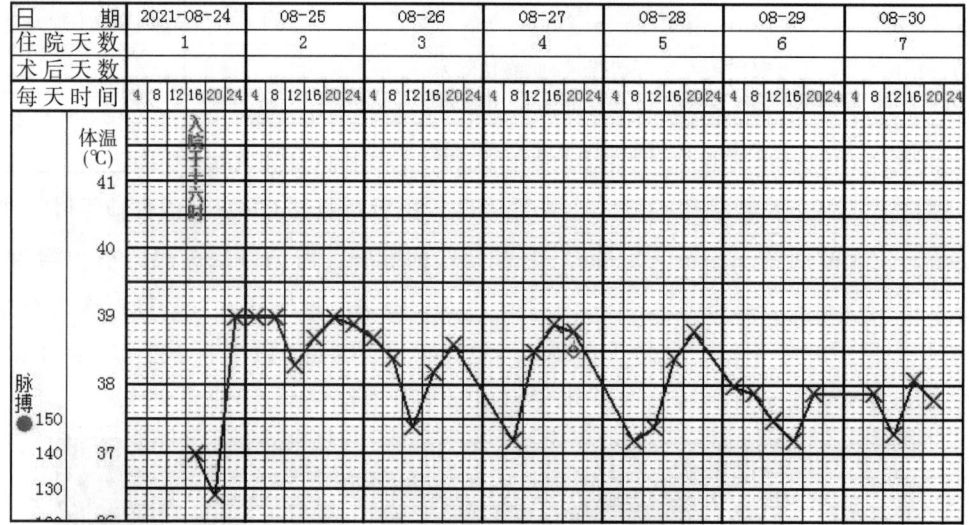

以下是胸部手术前(2021年6月2日)和此次住院后(2021年8月25日)胸部CT对照,此次住院肺部未见明确病灶。

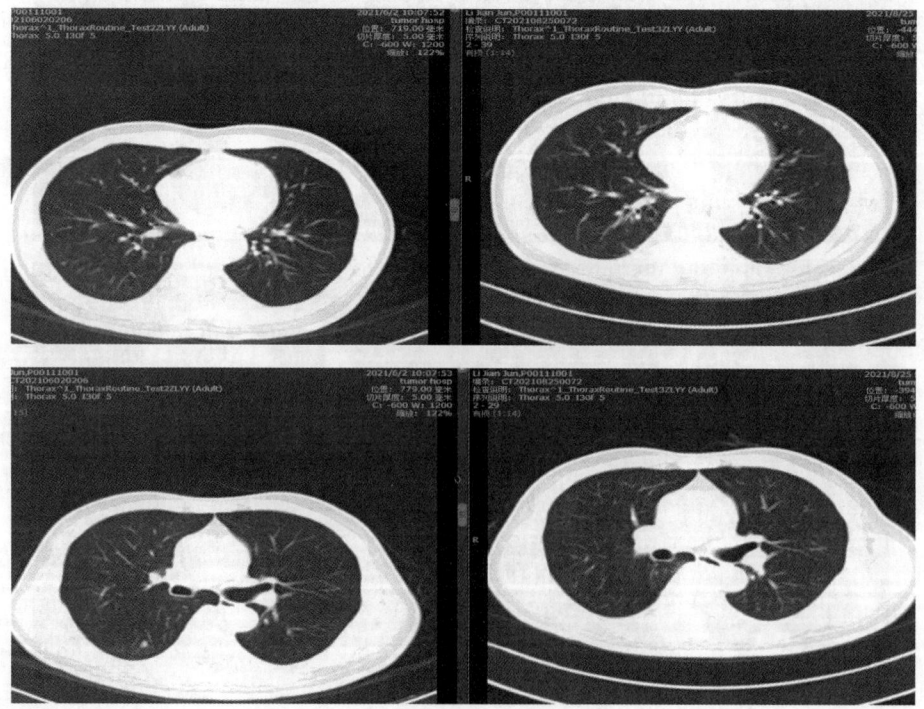

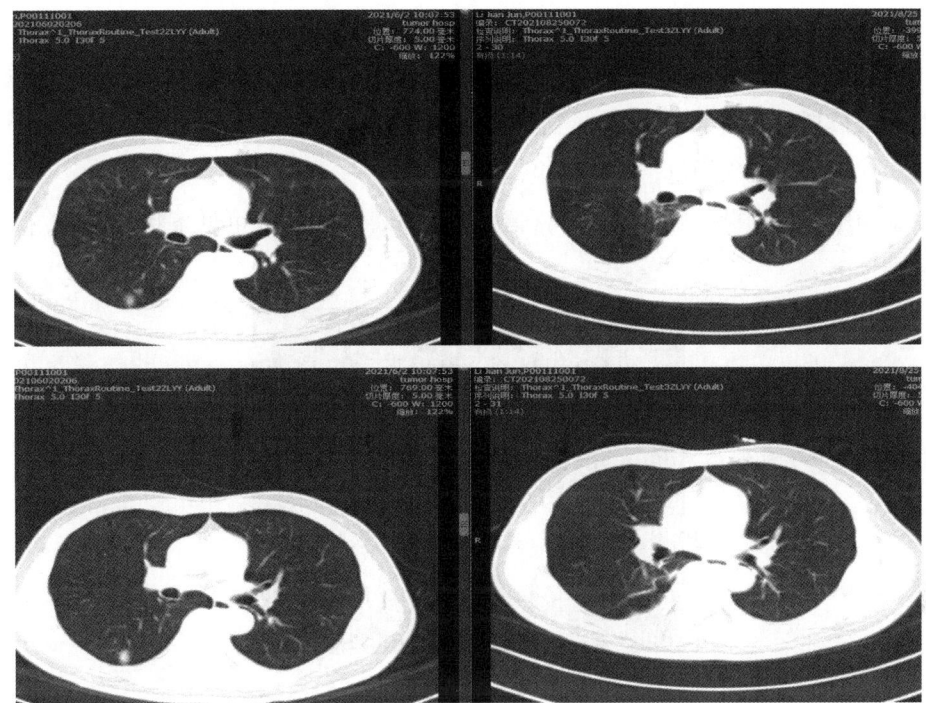

完善相关检查：

1. 炎性指标检查：

1）血常规：白细胞计数 $9.76×10^9$/L，中性粒细胞计数 $7.84×10^9$/L，中性粒细胞比率 80.3%，淋巴细胞计数 $1.02×10^9$/L。

2）CRP：154.4mg/L。

3）PCT：0.13ng/mL。

2. 微生物检查：

1）呼吸道病原体八项（甲型流感病毒、乙型流感病毒、腺病毒、呼吸道合胞病毒 A 型和 B 型、肺炎衣原体、肺炎支原体、嗜肺军团菌）核酸检查：阴性。

2）两次血培养：阴性。

3）血清 G 实验：＜37.5pg/mL。

行院内感染 MDT 讨论，总结患者病史特点如下：

1. 肝癌患者，灌注化疗间歇期，口服靶向药物治疗中。

2. 近期出现发热伴肌肉酸痛，无咳嗽、咳痰、气紧。

3. 患者症状、血象、PCT 不支持细菌感染。

4. 呼吸道常见病原体检查阴性，血培养阴性。

5. 此次胸部 CT：未见明显病灶，肝病灶控制良好，肿瘤标志物正常。

6. 抗生素治疗无效。

7. 2月前肺结节术后病理显示：纤维增生，巨细胞反应及灶性小脓肿形成。

根据上述临床特征，首先考虑感染性疾病，而且是特殊病原菌感染（隐球菌？曲霉？结核分枝杆菌？诺卡菌？等）。立即加用氟康唑治疗。

请病理科加做特殊染色，很快回报：隐球菌。

颅脑MRI：双侧颞、枕叶少许异常信号斑片影，部分内部可见条状强化影，左额叶高信号斑片影。

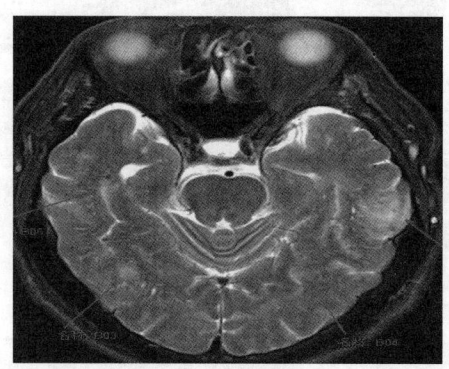

脑脊液检查：蛋白定量46.40（8-43）mg/mL，其他指标基本正常。

脑脊液、血清行隐球菌荚膜多糖抗原检测：阴性。

治疗：

1. 2021年8月28日加用氟康唑200mg qd（因患者肝功能异常）。

2. 2021年8月28日停用美罗培南和万古霉素。

3. 2021年8月30日氟康唑加量至400mg qd。

4. 2021年9月2日氟康唑改为两性霉素B+氟胞嘧啶。

换药后患者的体温控制情况如下：

日　　　期	2021-08-31	09-01	09-02	09-03	09-04	09-05	09-06
住院天数	8	9	10	11	12	13	14
术后天数							
每天时间	4 8 12 16 20 24	4 8 12 16 20 24	4 8 12 16 20 24	4 8 12 16 20 24	4 8 12 16 20 24	4 8 12 16 20 24	4 8 12 16 20 24

诊断：

1. 肺隐球菌病。
2. 中枢神经系统隐球菌病（临床诊断）。

患者肺部隐球菌感染为确诊，已经手术切除，颅内病灶仍不能非常肯定，但氟康唑、两性霉素B+氟胞嘧啶治疗，对患者体温控制非常有效。尚未复查颅脑MRI，氟康唑治疗半年。

文献复习：

1. 肿瘤患者出现发热，常见细菌感染不能解释时，一定要排除特殊病原体感染。仔细复习患者治疗过程中可能被忽略的环节，对临床医生的判断有非常重要的作用。

2. 肺部以结节为影像表现的感染性疾病的常见病原体为结核分枝杆菌、非结核分枝杆菌、曲霉菌、隐球菌、诺卡菌等，病理改变都有肉芽肿形成和坏死（但因病原菌的不同，肉芽肿和坏死有不同的特征）[1]。

3. 胶体金免疫层析法可用于定性、半定量检测血清、脑脊液、中段尿中隐球菌荚膜多糖抗原，操作简单，报告快速，研究结果显示检测血液标本灵敏度可达73%～100%[1,2]，特异度达到100%。

4. 组织病理学检查对隐球菌病的诊断具有重要意义，在病变组织中发现隐球菌成分是诊断的"金标准"[1]。目前认为六胺银法显示的新型隐球菌最为清晰，其他依次是过碘酸无色品红法、阿尔辛蓝染色法及HE法。黏蛋白卡红法可更清晰地显示荚膜成分。

5. 考虑肺部隐球菌感染患者，都应该排除中枢神经系统感染，因为中枢神经系统是隐球菌感染最常见部位。有部分患者神经系统表现非常隐匿，因此及时诊断可能会有困难，颅脑MRI及脑脊液检查（常规、生化、隐球菌荚膜多糖抗原检测等）是常规检查方法[3]。

【参考文献】

1. 农波,梁小英,陆作洁. 胶体金检测隐球菌荚膜多糖抗原诊断肺隐球菌病的临床观察[J]. 世界最新医学信息文摘,2019,19(86):183,187.

2. 李凤玉,邓静敏. 肺诺卡菌病诊治的研究进展[J/OL]. 中华临床医师杂志(电子版),2020,14(10):848-852.

3. 中华医学会感染病学分会. 隐球菌性脑膜炎诊治专家共识[J]. 中华传染病杂志,2018,36(4):193-199.

病例提供:董航,李达

审核:彭玲,王久惠,徐珊玲

第六节 气管食管瘘伴感染

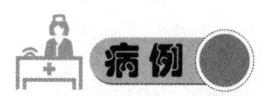

患者,男,58岁。

主诉:确诊左肺鳞癌2年,综合治疗后4$^+$月,咳嗽、咳痰伴发热10$^+$天。

入院日期:2021年5月13日。

病史:2019年5月14日行纤支镜检查示:左肺主支气管管腔下段浸润肿胀,左肺上叶支气管广泛浸润。活检后病理检查示:非小细胞肺癌。免疫组化:(左肺主支气管)结合HE形态及肿瘤细胞免疫表型,CK(+),NapsinA(-),TTF-1(-),P63(+),P40(+),Ki-67(+,约55%),CgA(-),CD56(-),Syn(-);免疫组化支持鳞癌。

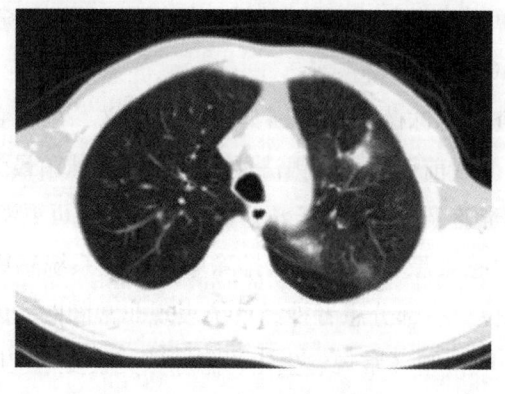

患者治疗过程：

时间	方案	周期	疗效评估
2019.05.30/06.30/08.01/09.03	吉西他滨 1.6mg d1、d8，顺铂 40mg d1-3	4	PR
2020.04.09/04.30/05.21/06.11/07.02/07.22/08.12/09.03/11.03/11.24/12.16/2021.01.06	阿特珠单抗注射液 1200mg	12	2020年3月25日影像评估PD，2020年6月29日复查疗效评估SD，其间复查疗效评估SD。
2020.10.13—2020.10.26	纵隔淋巴结姑息放疗 GTV N 30Gy/10f		2020年9月22日胃镜检查提示：距门齿25cm食管腔明显狭窄
2021.04.27—2021.04.31	外院行纵隔放疗		2021年3月感吞咽困难

患者近 10⁺天（2021 年 5 月 3 日左右起），无明显诱因出现咳嗽，咳痰加重，痰为黄白色黏痰，伴有反复发热，体温 38℃，院外予以抗感染等治疗，症状仍逐渐加重。

此次出现呼吸道症状前胸部 CT：

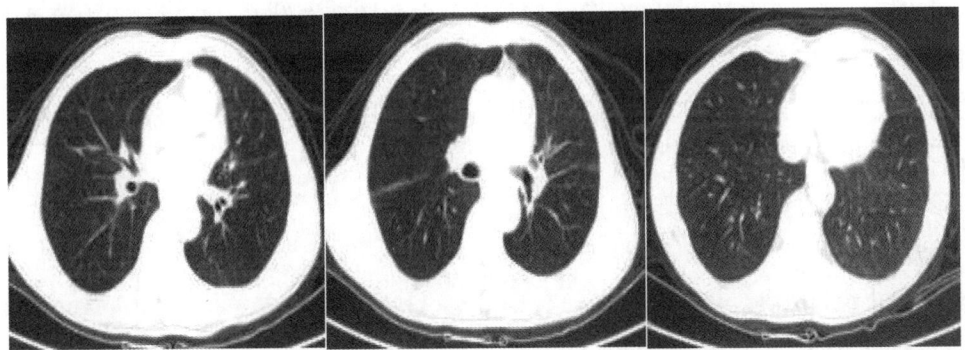

住院后胸部 CT（2021 年 5 月 14 日）：左肺下叶大片实变，可见支气管充气征。

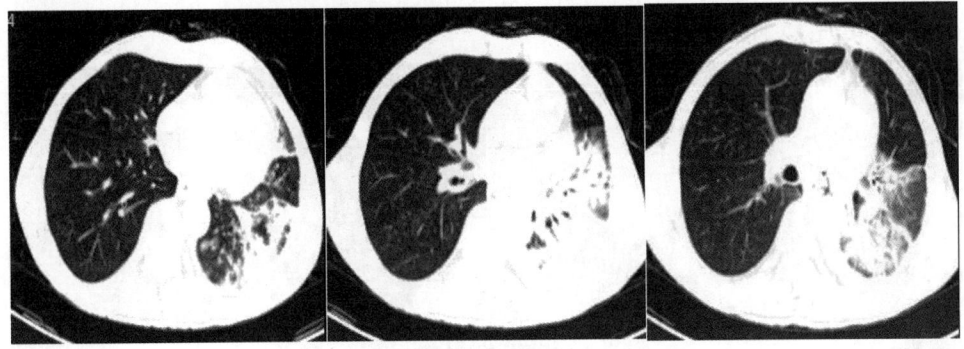

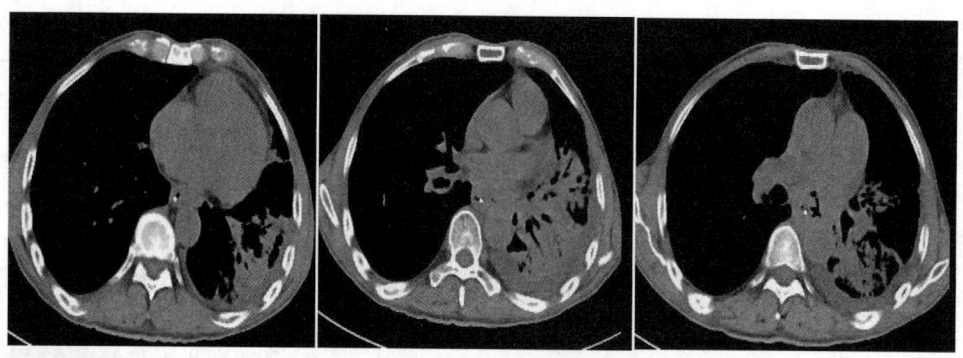

病史特点：

1. 患者肺癌，初诊时纤支镜检查发现左肺上叶支气管广泛浸润样改变，后续给予纵隔淋巴结放疗。

2. 出现咳嗽、咳黄白色脓痰、发热等呼吸道感染症状。

3. 胸部影像：左肺下叶大片实变影，可见支气管充气征等感染征象。

气管肿瘤性病变，出现一个肺叶实变，其他肺叶未受累，必须排除气管瘘。

纤支镜检查示： 左肺主支气管开口膜部局部白色坏死物附着，咳嗽过程中可见大量泡沫冒出。

胃镜检查示： 距门齿 25cm 食管腔明显狭窄，距门齿 22-33cm 黏膜充血糜烂明显，距门齿 30cm 见一 0.3cm 瘘口。

诊断： 气管食管瘘伴感染。

治疗：

1. 停止经口进食。

2. 行胃造瘘，经胃造瘘口进食。

3. 抗生素治疗（覆盖厌氧菌）。

2021 年 7 月 15 日复查胸部 CT：

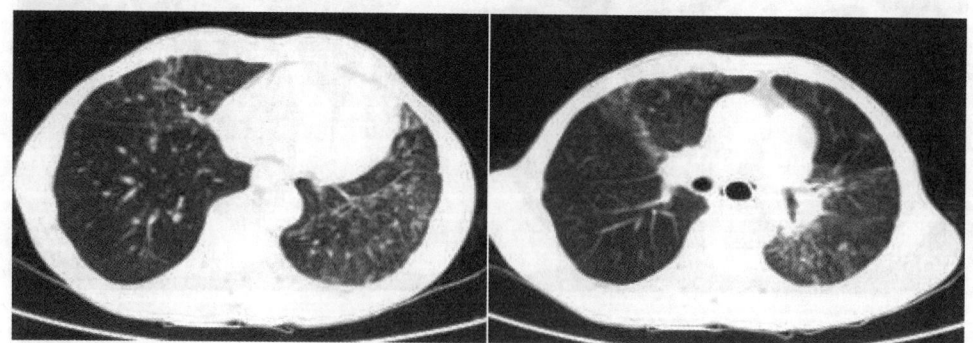

此类患者如只关注感染问题，未解决"瘘口"问题，是无法有效控制感染的。

文献复习：

1. 气管肿瘤性病变，又接受周围肿大淋巴结放疗，气管瘘是相对常见的并发症,严重影响放疗效果,甚至危及患者生命。患者往往以肺部感染为主要临床表现,临床医生应该高度警惕,避免延误诊断。

2. 肺部影像表现因瘘口大小不一而不同：较大瘘口肺部表现为大片实变影,如果是小瘘口,可能肺部只表现为相对局限的小叶性渗出、树芽征。

病例提供：周秋曦,王吕雨
审核：彭玲,李娟

第七节　食管纵隔瘘伴感染

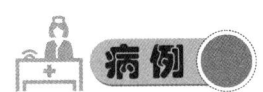

患者,男,56岁。

主诉：诊断"食管腺癌"4月,同步放疗后1月余,3周期化疗后23天,咳嗽、咳痰,发热3周。

入院日期：2021年8月12日。

病史：患者2020年12月出现进食时梗阻感,2021年2月行食管扩张术后仍无法行上消化道内镜检查,2021年2月24日食管钡餐造影示：食管中下段约T8-9椎体平面管壁僵硬,管腔明显狭窄,黏膜破坏,病变长约3.5cm。行EBUS穿刺后病理诊断示：鳞状上皮增生伴轻度慢性炎症；免疫组化染色：CK7（+）、CK20（-）、CEA（+）、CDX2（±）、Syn（-）、P63（-）、CK5/6（-）,病变符合腺癌特征。

患者治疗经过：

时间	方案	周期
2021.05.18/06.19/07.20	白蛋白紫杉醇 100mg ivgtt d1、d8、d15, q21d	3
2021.05.18—2021.07.02	食管部位图像引导、IMRT放疗,累计放疗33次,累计剂量 GTV 59.4Gy/33f、GTVln 59.4Gy/33f、CTV 48.6Gy/27f	

第3周期化疗后患者出现发热、咳嗽、咳黏痰,立即行胸部CT：食管胸下段管壁不均匀增厚占位,与邻近增大淋巴结分界不清,邻近下方食管右壁欠连续伴纵隔气管隆突下片团状积气,考虑食管穿孔伴食管纵隔瘘形成。

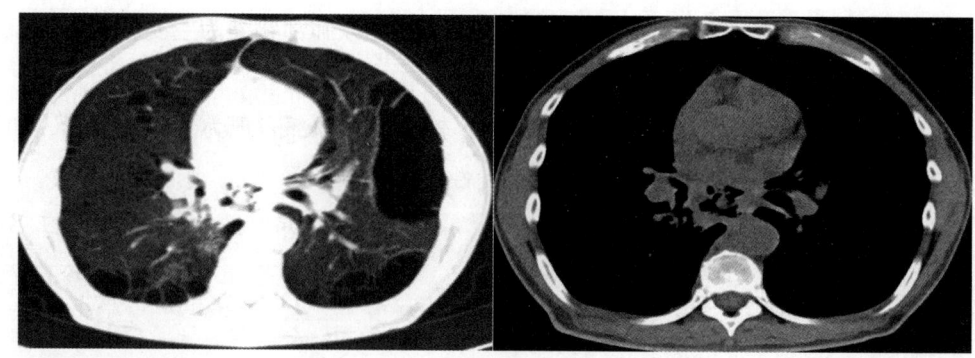

辅助检查：

1. 胃镜检查：食管下段瘘口。
2. 纤支镜检查：各气管、支气管结构完整。

诊断： 食管纵隔瘘伴感染。

文献复习：

食管瘘被认为是食管肿瘤治疗过程中灾难性并发症之一，有食管气管瘘、食管支气管瘘、食管纵隔瘘、食管胸膜瘘等[1]，特别是有放疗病史、手术史，肿瘤晚期等会使发生瘘的风险明显增加。往往由于坏死物不易排除，继发感染不易控制，瘘口不易修复等，此类患者预后较差。

【参考文献】

1. 殷蔚伯，谷铣之. 肿瘤放射治疗学［M］. 3版. 北京：中国协和医科大学出版社，2002.

病例提供：李达，游舟，马家宝

审核：彭玲，王捷

第八节　病毒性肺炎

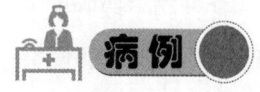

患者，男，53岁。

主诉：右肺腺癌靶向治疗中，化疗后2月余，全脑放疗后1月余，肺部放疗中，发热、气紧4天。

入院日期：2018年4月11日。

病史:2017 年 12 月确诊右肺腺癌 T4N3M1(纵隔、双颈部等淋巴结转移,多发颅内、心包、胸膜转移),EGFR21 外显子 L858 突变型。患者患 2 型糖尿病 6 年。

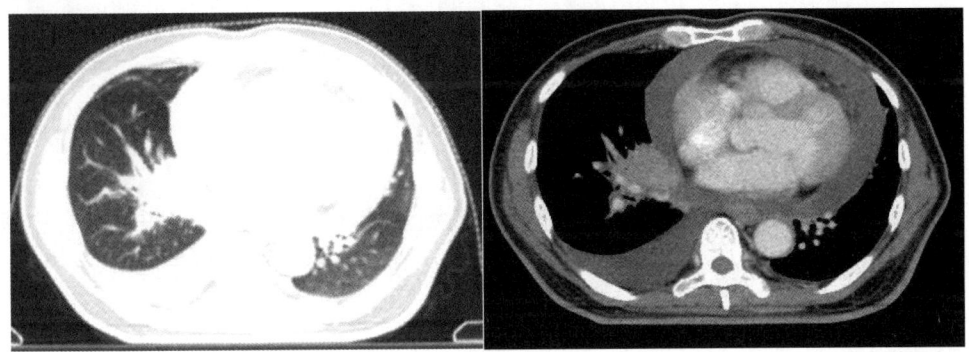

患者治疗经过:

时间	方案	时长	疗效评估
2017.12.15—2017.12.21	厄洛替尼	7 天	患者不耐受
2017.12.22—2018.04.11(此次就诊时间)	奥希替尼	111 天	PR
2018.02.07	培美曲塞	1 次	患者不耐受
2018.02.26 起	全脑放疗		
2018.03.19—04.11(此次就诊时间)	肺原发肿瘤放疗	已完成一半	

入院前 5 天,患者受凉后出现流涕;入院前 3 天,开始发热,体温 37.8℃ - 38.6℃,胸闷,气紧,咳嗽,咳少量白色泡沫痰,伴肌肉酸痛;入院前 2 天,在门诊检查示:PCT 0.19pg/mL,白细胞计数 3.55×10^9/L,中性粒细胞比率 88.3%,在急诊接受头孢哌酮钠舒巴坦钠治疗;入院前 1 天,仍发热、气紧加重。

入院后立即行胸部 CT:

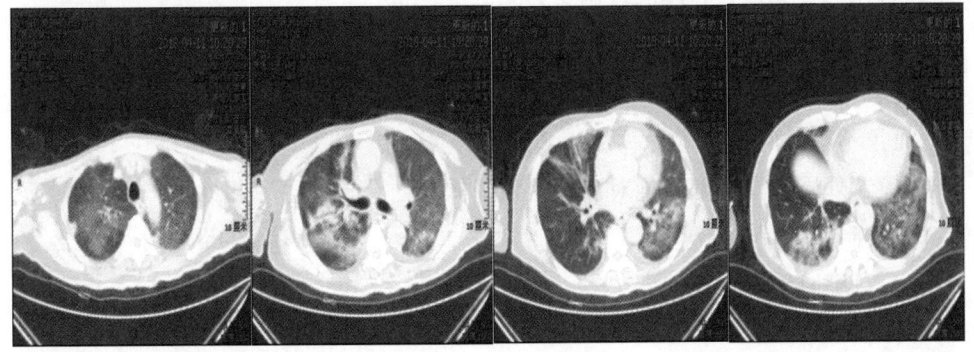

入院时:体温 38.7℃,呼吸频率 40 次/分,心率 126 次/分,SpO_2 88%。

完善相关检查:

1. 炎性指标检查:

1）血常规：白细胞计数 4.00×10^9/L，中性粒细胞计数 3.62×10^9/L，中性粒细胞比率 90.5%，淋巴细胞计数 0.27×10^9/L，淋巴细胞比例 6.8%。

2）PCT：0.16ng/mL。

3）CRP：42.33mg/L。

2. 空腹血糖检查：23.63mmol/L。

3. 病原微生物检查：

1）呼吸道病原体八项（甲型流感病毒、乙型流感病毒、腺病毒、呼吸道合胞病毒 A 型和 B 型、肺炎衣原体、肺炎支原体、嗜肺军团菌）核酸检查：阴性。

2）痰查细菌、真菌（涂片+培养）：阴性。

3）血清 G 实验：137.5pg/mL。

4. 血气分析：pH，7.52；$PaCO_2$，24mmHg；PaO_2，75.6mmHg；PaO_2/FiO_2，174.4mmHg。

5. 肌酸激酶、肌红蛋白检查：正常。

6. LDH：499U/L（明显升高）。

病史特点：

1. 恶性肿瘤，靶向治疗、放疗中，近期（近 2 月余）未使用激素和化疗药物，肿瘤控制差。

2. 有糖尿病史，血糖控制差。

3. 发病在 4 月初，有受凉史。

4. 发热、气紧明显，有咳嗽，咳少量白色泡沫痰，伴肌肉酸痛。

5. 查体：双肺未闻及明显干、湿啰音。

6. 胸部 CT：双肺弥漫分布磨玻璃影、斑片影，支气管血管束增粗伴周围斑片影、实变影，可见马赛克征，肺间质性病变为主。

7. 血清 G 实验结果升高。

8. 呼吸道病原微生物检测阴性。

9. 血象不高，PCT 不高。

10. 患者外周血淋巴细胞绝对计数明显降低。

考虑诊断：

1. 病毒性肺炎（临床诊断）？

2. PJP？

3. RP？

患者拒绝行纤支镜检查，所以没有更多病原学证据。

治疗方案：更昔洛韦+磺胺+卡泊芬净+激素+阿莫西林-克拉维酸钾。

治疗过程中动态观察影像改变（分别是 2018 年 4 月 11 日、2018 年 4 月 16 日、2018 年 4 月 27 日、2018 年 5 月 7 日）：双肺磨玻璃影、斑片影明显吸收，留下放射野内实变影、纤维条索影。

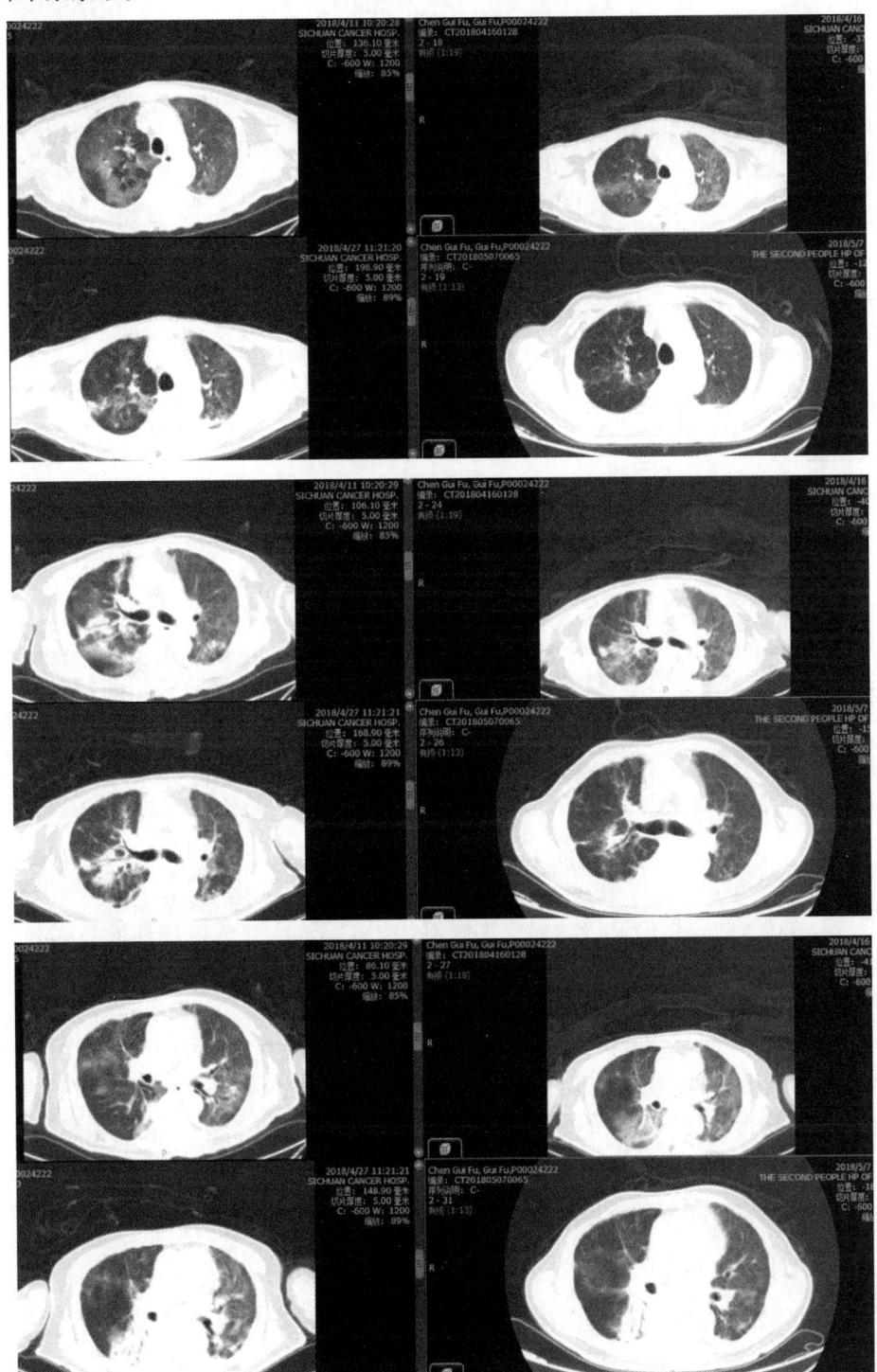

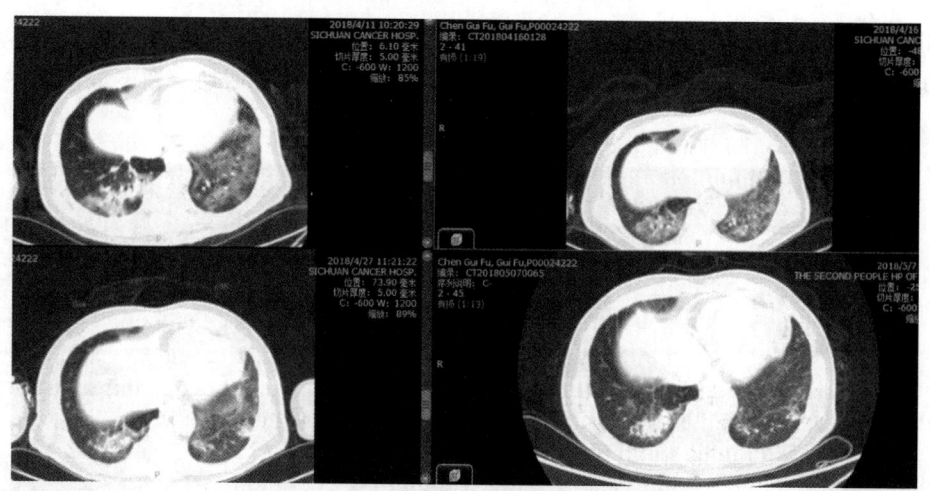

该患者虽是治疗成功的病例,但因多种原因不能拿到确诊证据,又因病情危重,给予广覆盖治疗。

文献复习:

1. 以下是病毒性肺炎和 PJP 的鉴别诊断要点[1]:

病名	原因	危险因素	症状	体征	检查	影像
病毒性肺炎	甲型流感病毒、乙型流感病毒、腺病毒、副流感病毒、呼吸道合胞病毒、冠状病毒等	慢性心、肾功能不全,恶性肿瘤,器官移植术后,有呼吸道病毒感染患者接触史	在高发季节出现发热、头痛、全身痛、倦怠、咽痛、咳嗽、咳痰	气促,口唇发绀,肺部干、湿啰音	呼吸道病毒核酸或者抗原阳性,血清病毒抗体滴度升高 4 倍以上	早期为多发磨玻璃影,疾病进展可有肺实变影,伴有小叶间隔增厚
PJP	肺孢子菌感染	免疫抑制:HIV 感染、器官移植、长期使用免疫抑制剂、淋巴系统恶性病变、恶性肿瘤[2]	发热、呼吸困难、干咳、寒战等	呼吸急促、肺部细小湿啰音	肺孢子菌核酸检测阳性或涂片直接发现肺孢子菌	双肺以纵隔为中心,弥漫分布磨玻璃影,病情进展可出现实变影

由上表可以看出这两种感染性疾病有非常多的相同临床特征。主要区别点:病毒性肺炎重点强调病毒流行季节(但免疫受损后 CMV 等病毒感染除外)和病毒感染的中毒症状(受凉史,上呼吸道流涕,咽痛,全身肌肉、骨关节疼痛等症状),而 PJP 主要强调宿主免疫受损和双肺以纵隔为中心相对对称、弥漫分布的磨玻璃影。

该患者从发病时间、诱因、临床表现看更像病毒性肺炎,呼吸道常见病毒检测是阴性,仍首先考虑病毒性肺炎。该患者为非典型免疫受损患者[2],所以没有首先考虑 PJP,而从影像改变和血清 G 实验结果升高又不能排除 PJP。

越来越多肿瘤患者接受的是综合治疗（化疗、放疗、靶向治疗、免疫治疗等），肺部新发病灶可能由多种病因所致，所以肿瘤呼吸病学面临更多的挑战。

2. 该病例带来的启示：

1）实体肿瘤治疗中，因机体免疫受损，机会性感染风险明显升高[3]。

2）淋巴细胞减少，特别是 CD4 细胞数量的严重减少和功能受损，是 PJP 的高风险因素[2]。

3）在肿瘤患者中，病毒性肺炎和 PJP 影像改变较为类似（以双肺弥漫分布磨玻璃影等间质性肺炎表现为主，病情进展可见实变影）；有发热、呼吸困难（严重缺氧）等相同临床症状；肺部体征都不明显；血象、PCT 都不升高；在常规检查中行病原学检测都比较困难。

4）仔细比较影像特征，病毒性肺炎的影像特征：磨玻璃影、铺路石征、间质增厚较为常见，外周分布多见（肺内胸膜下区多发的大小不一小斑片状稍高密度影，呈铺路石样分布，边界较清晰）[4]；而 PJP 的影像特征：磨玻璃影、实变影、小叶内间质与小叶间隔增厚、支气管血管束增粗等，其中由中心向外周对称性弥漫分布的磨玻璃影及其进展所致实变影是 PJP 早期最常见、最具特点的 CT 表现，胸膜下较少受累，晚期表现为间质纤维化，双肺下叶间隔明显增厚，条索影、网格影[5]。

5）感染性疾病很多时候必须通过病原学检测才能确诊，病毒和耶氏肺孢子菌等用常规检测方法都较困难，而 mNGS 在检测特殊病原菌方面有重要的临床意义。

6）对于难以安全、有效获取标本送病原微生物检测而病情危重的患者，如有以下情况：①有严重的免疫受损病史；②有发热、干咳、呼吸困难等症状；③LDH、血清 G 实验结果升高，血象和 PCT 无明显升高；④典型的肺部影像改变，考虑 PJP，可给予抗 PJP 治疗[2]。可根据病毒感染的高发季节、发热、干咳、肌肉酸痛、血象和 PCT 无明显升高、典型的肺部影像改变等情况考虑为病毒性肺炎的患者，可给予抗病毒治疗。

7）广覆盖应该只针对危重症患者，并应及时寻找病原学证据，根据患者病情变化调整治疗方案。

【参考文献】

1. 中华医学会呼吸病学分会肺癌学组. 免疫检查点抑制剂相关肺炎诊治专家共识[J]. 中华结核和呼吸杂志, 2019, 42（11）：820-825.

2. 段智梅, 谢菲. 非 HIV 感染的免疫功能低下患者急性重型耶氏肺孢子菌肺炎研究进展[J]. 中国急救复苏与灾害医学杂志, 2021, 16（6）：704-709.

3. 曹文彬, 刘庆珍, 周卢坤, 等. HIV 阴性急性白血病患者化疗后并发耶氏肺孢子菌肺炎 1 例报告及文献复习[J]. 吉林大学学报（医学版）, 2019, 45（1）：148-

152.

4. 郭启勇，王振常. 放射影像学［M］. 北京：人民卫生出版社，2015.

5. Li WJ, Guo YL, Liu TJ, et al. Diagnosis of pneumocystis pneumonia using serum (1-3)-β-D-Glucan: a bivariate meta-analysis and systematic review［J］. Journal of Thoracic Disease, 2015, 7（12）: 2214-2225.

病例提供：梁靖媛，李达，吕家华
审核：田路，彭玲

第九节　异物吸入性肺炎

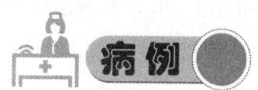

患者，男，86岁。

主诉：发现肠道肿块9天。

入院日期：2019年5月29日。

病史：患者9天前（2019年5月20日）因腹胀痛、排便困难行肠镜检查示：乙状结肠进镜30cm处有一巨大新生物，表面溃烂，阻塞管腔，普通肠镜无法通过，活检质脆，接触性出血明显；病理活检提示：浸润性腺癌。

入院时胸部CT（2019年5月29日）：

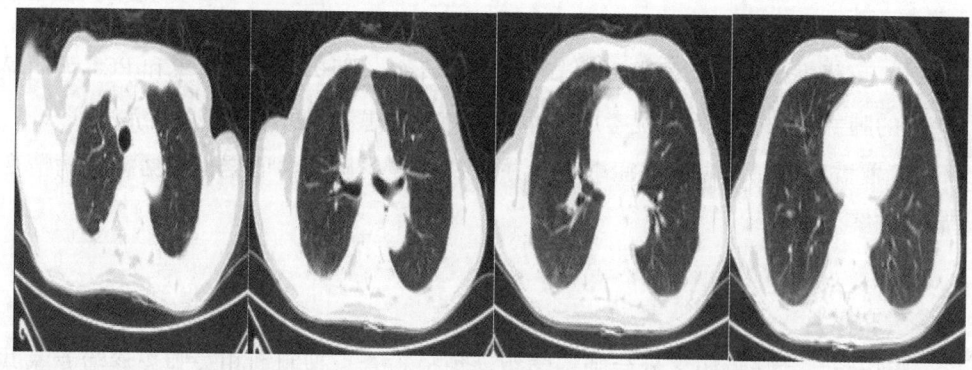

入院后服用石蜡油导泻、支持营养等治疗，为手术做准备。但患者逐渐出现咳嗽，咳少量白色泡沫痰，2019年6月4日复查胸部CT：双下肺低密度斑片影。

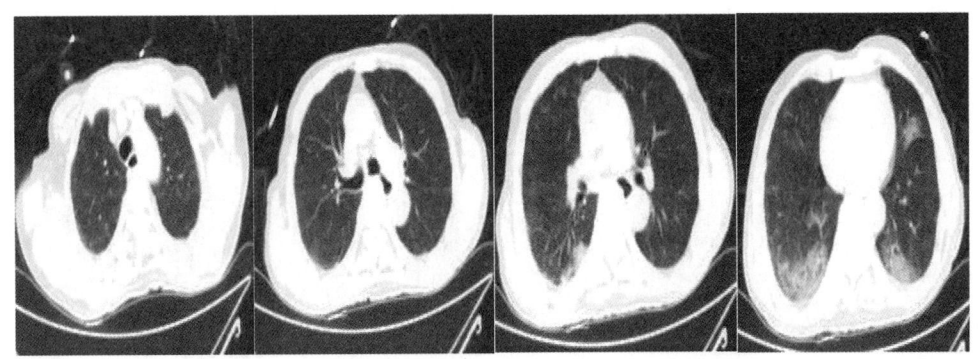

给予头孢西丁治疗，但咳嗽、咳少量泡沫痰仍逐渐加重，并伴心累、气紧，抗生素改用哌拉西林钠/他唑巴坦钠，患者症状仍未缓解，2019年6月18日出现发热，再次复查胸部CT（2019年6月19日）：双肺多发磨玻璃影，以胸膜下分布为主，双肺下叶斑片影密度明显升高，似异物坠积增多表现。

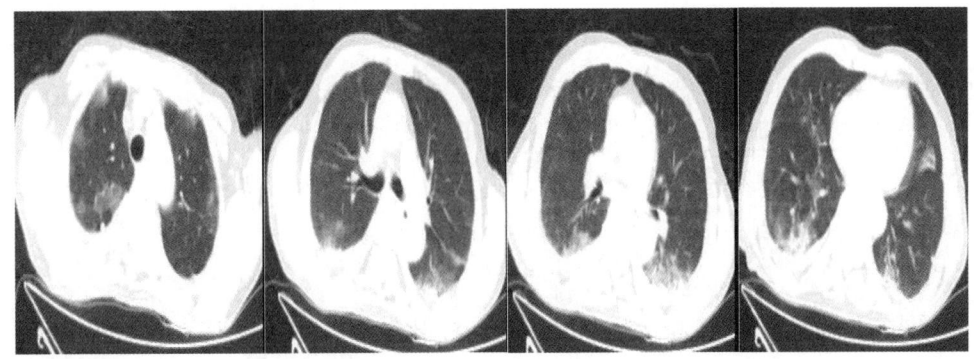

考虑患者入院后一直服用石蜡油导泻，进行术前肠道准备。

诊断：吸入性肺炎（误吸石蜡油）。

治疗：

1. 禁食禁饮。
2. 加用甲基泼尼松龙 40mg qd。
3. 继续哌拉西林钠/他唑巴坦钠治疗。

患者发热很快缓解，咳嗽、气紧症状逐渐好转，5天后（2019年6月24日）复查胸部CT：双肺病灶明显吸收、变淡。

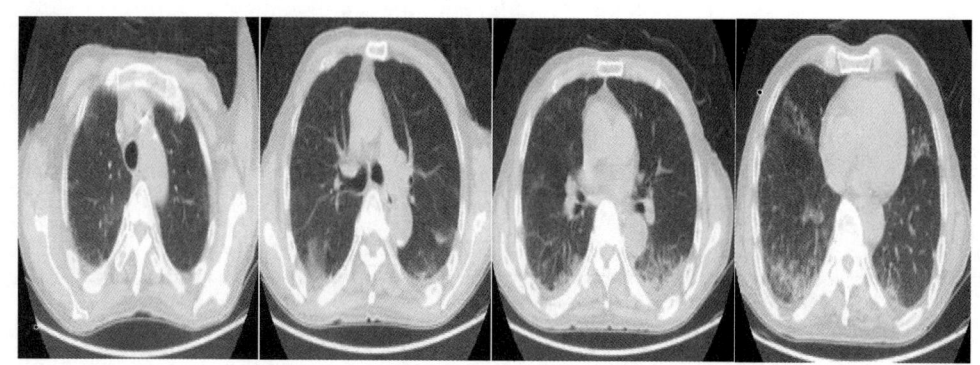

病史特点：

1. 患者高龄、吞咽障碍，有肠梗阻（肠道恶性肿瘤所致）。

2. 患者有咳嗽、咳痰、发热等类似肺部感染的临床表现，但抗生素治疗效果不佳。

3. 胸部影像特征：①重力区阴影：卧床患者（仰卧位）出现下叶背段和上叶后段、双肺分布的阴影，重力区阴影常提示误吸；②肺部阴影以磨玻璃影和实变影为主，累及肺重力区，进入小气道，形成树芽征。

4. 禁食禁饮，加用激素后，发热、咳嗽症状快速缓解。

5. 异物吸入时，易同时吸入上呼吸道微生物导致感染，因此治疗时往往同时使用抗生素。

文献复习：

1. 外源性类脂性肺炎是一种少见的吸入性肺炎，其临床表现与多种肺部疾病相似，容易延误诊断，多由误吸汽油、柴油、石蜡油等矿物质油、植物油、动物油引起[1]。

2. 当伴有胃肠道疾病的患者出现类似"院内获得性肺炎"的情况时，应该追问石蜡油使用情况，警惕类脂性肺炎的可能[1]。

3. 外源性类脂性肺炎的影像特征：以实变影、磨玻璃影、铺路石征、坠积性、重力区分布为主，因右主支气管粗短、陡直，故误吸多入右肺，以中叶和下叶基底段多见[2]。

4. 外源性类脂性肺炎临床症状无特异性，与误吸物的刺激性、误吸的量、误吸的时间和患者咽部、气道反射的敏感性、基础疾病等有关，多表现为咳嗽、咳痰、发热、呼吸困难、胸痛等肺部感染性症状。

5. 诊断方面：临床往往结合患者影像特征、询问病史等来进行诊断，确诊需通过肺泡灌洗或肺组织病理结果来进行。

6. 吸入量较少的患者以内科治疗为主：可应用糖皮质激素，其有抗炎作用，可抑制肺内的炎症反应，降低肺泡毛细血管通透性，减少肺内渗出，此外还能促进肺泡表面活性物质的合成，可防治肺不张及肺纤维化改变[3]；吸入量较多的患者需通过肺泡灌洗,甚至手术清创来治疗[1]。

【参考文献】

1. 张黎,孙兵,贺航咏,等. 石蜡油所致外源性类脂性肺炎的诊治体会[J]. 中华医学杂志,2016,96(9):736-738.

2. Marchiori E, Zanetti G, Mano CM, et al. Exogenous lipoid pneumonia. Clinical and radiological manifestations [J]. Respiratory Medicine, 2011, 105 (5): 659-666.

3. Lococo F, Cesario A, Porziella V, et al. Idiopathic lipoid pneumonia successfully treated with prednisolone [J]. Heart & Lung, 2012, 41 (2): 184-187.

病例提供:李达,芮元祎,王吕雨

审核:彭玲,赵晶,郑阳春

第十节 药物相关性间质性肺疾病

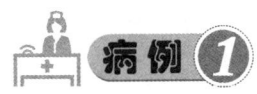

患者,男,60岁。

主诉:左侧丘脑、侧脑室弥漫大B细胞淋巴瘤术后2月余,2周期靶向治疗、化疗后26天。

入院日期:2021年8月23日。

病史:2021年5月患者因反复无明显原因阵发性头痛,伴右侧肢体无力,行头颅磁共振检查:左侧丘脑及侧脑室周围占位性病变,病灶周围脑水肿,考虑肿瘤。2021年6月11日行手术治疗,术后病理检查示:<左侧丘脑占位>恶性肿瘤,结合形态及免疫表型结果,病变为侵袭性B细胞淋巴瘤,符合弥漫大B细胞淋巴瘤特征,免疫表型提示非生发中心来源可能,建议结合临床及影像排除系统性淋巴瘤累及后再考虑中枢原发。肿瘤细胞免疫表型:GFAP(-),OLIG-2(-),CD20(+),CD3(少量+),Ki-67(+,约90%),CD30(-),CD10(-),BCL-6(+,约30%),BCL-2(+,约60%),Mum-1(部分+),C-Myc(Y69)(弱+,约3%),P53(+),CD5(少量+),CD19(+),Cyclin D1(-),CD38(-),ALK(-)。

患者初诊时(2021年6月3日)胸部CT:无明显异常。

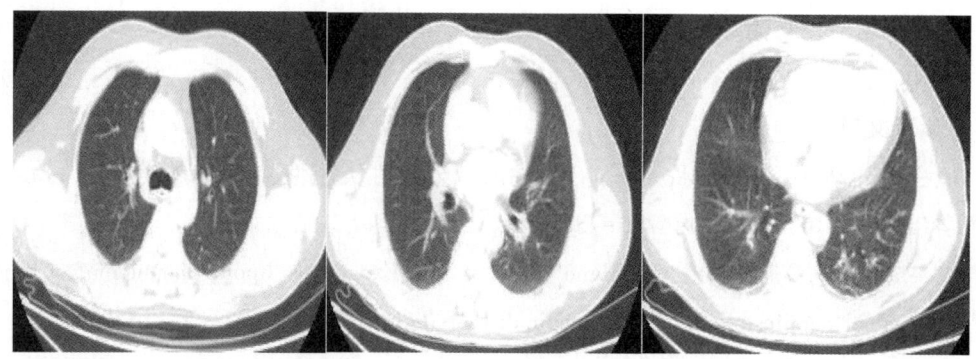

患者治疗方案：

时间	方案	周期	疗效评估
2021.06.11	左侧丘脑占位切除术+开颅颅内减压术+脑脊液漏修补术		术区肿瘤残留
2021.07.06/07.28	靶向治疗+化疗（利妥昔单抗+大剂量氨甲蝶呤+替莫唑胺+奥希替尼）	2	PR

患者2021年8月23日住院，拟行下一周期治疗。入院胸部CT：双肺散在磨玻璃影、斑片影及实变不张，多发胸膜下线影，部分支气管稍扩张，双侧胸腔少量积液，心包少量积液，无纵隔淋巴结长大。

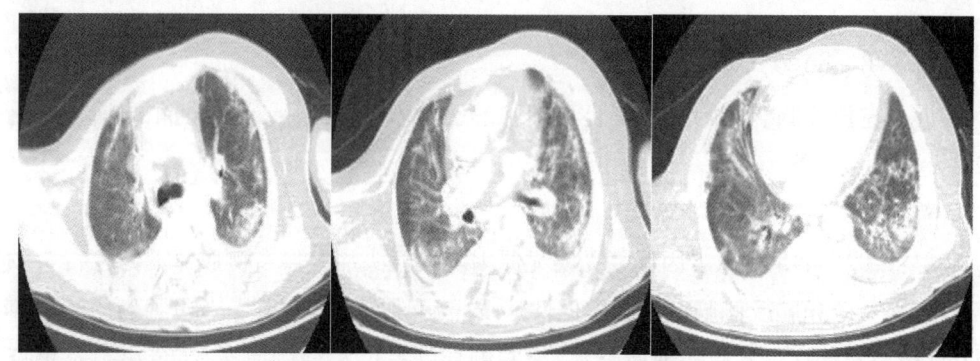

病史特点：

1. 肿瘤患者，药物治疗前肺部影像正常。

2. 进行2周期利妥昔单抗、奥希替尼、氨甲蝶呤、替莫唑胺等靶向、化疗药物联合治疗。

3. 肺部影像以肺间质病变为主：双肺间质不均匀增厚，有以支气管血管束周围、胸膜下、双肺下叶分布为主的磨玻璃影、斑片实变影，见牵拉性支气管、细支气管扩张等。

4. 患者无明显咳嗽、咳痰、气紧、发热等典型呼吸道感染症状。

诊断：药物相关性间质性肺疾病（DILD）。

治疗：激素。

2021 年 8 月 30 日复查胸部 CT：

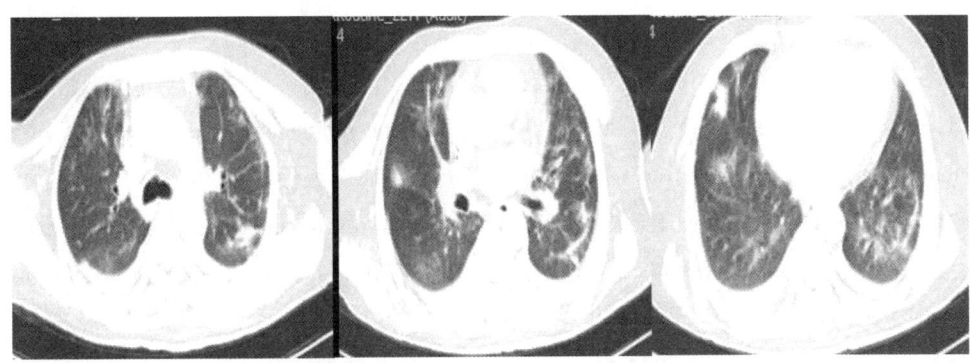

2021 年 9 月 6 日再次复查胸部 CT：

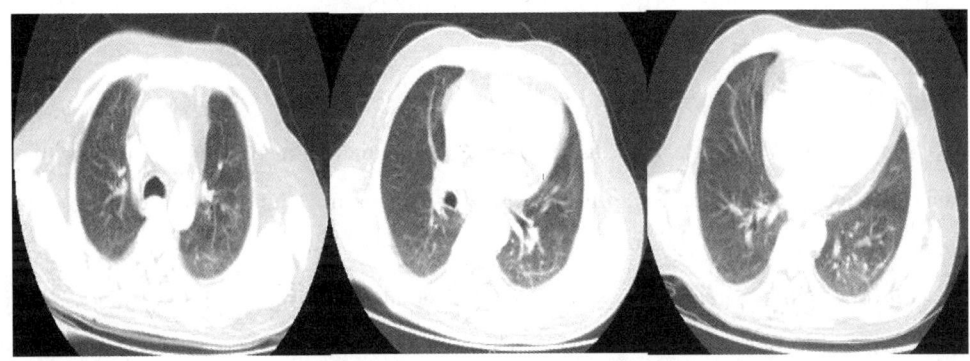

文献复习：

1. 抗肿瘤药物是导致 DILD 的主要原因，占 23%–51%，淋巴瘤治疗药物引起 DILD 的情况较为多见[1]。

2. 淋巴瘤治疗药物中引起 DILD 的常见的化疗药物包括博来霉素、氨甲蝶呤、吉西他滨及脂质体阿霉素等。此外，靶向药物如利妥昔单抗、奥希替尼也可导致 DILD。其中氨甲蝶呤相关性肺炎发生率为 0.3%–11.6%[2]。

3. 发生 DILD 的危险因素因涉及的疾病和药物不同而有所不同，报道较多的危险因素包括肿瘤、高龄、亚洲人群、先前存在的间质性肺炎或肺纤维化、吸烟史、肺部基础疾病、联合治疗及多线治疗[3]。

4. 有药物治疗病史的患者，出现新发肺部影像改变伴或不伴咳嗽、呼吸困难等呼吸道症状时，应该考虑 DILD。虽 DILD 有相对典型的影像改变，但也不具有特异性，目前诊断还是排他诊断，主要排除弥漫性肺泡出血、机化性肺炎、非特异性间质性肺炎、过敏性肺炎、嗜酸性粒细胞肺炎等[4]。

5. 抗肿瘤药物诱发的肺炎常表现为弥漫或多灶性磨玻璃影，伴小叶内间质增厚。抗肿瘤药物诱发的 DILD 最常见的影像表现是小叶内间质增厚[5]。DILD 影像表现类型多样,可为隐源性机化性肺炎样、磨玻璃影和间质性、超敏性和非特异性间质性肺炎样等[6]。

【参考文献】

1. Skeoch S, Weatherley N, Swift AJ, et al. Drug-induced interstitial lung disease: a systematic review [J]. Journal of Clinical Medicine, 2018, 7 (10): 356.

2. Fragoulis G, Conway R, Nikiphorou E. Methotrexate and interstitial lung disease: controversies and question. A narrative review of the literature [J]. Rheumatology (Oxford), 2019, 58 (11): 1900-1906.

3. 中华医学会呼吸病学分会肺癌学组. 免疫检查点抑制剂相关肺炎诊治专家共识 [J]. 中华结核和呼吸杂志, 2019, 42 (11): 820-825.

4. 马丁内斯·希门尼. 肺部高分辨率CT [M]. 2版. 赵绍宏, 聂永康, 主译. 北京: 人民卫生出版社, 2019.

5. Naidoo J, Wang X, Woo KM, et al. Pneumonitis in patients treated with anti-programmed death-1/programmed death ligand 1 therapy [J]. Journal of Clinical Oncology, 2016, 35 (7): 709-717.

6. Cleverley JR, Screaton NJ, Hiorns MP, et al. Drud-induced lung disease: high-resolution CT and histological findings [J]. Clinical Radiology, 2002, 57 (4): 292-299.

病例提供:周秋曦,任苑蓉,王吕雨

审核:彭玲,李力

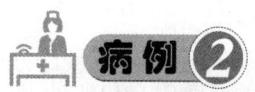

患者,男,72岁。

主诉:左肺下叶腺癌术后2⁺年,肺内、多处淋巴结转移靶向治疗后2周,突发气紧2天。

入院日期:2020年12月27日。

病史:患者2018年7月体检发现左肺下叶结节约2.0cm×2.8cm大小。

第八章 肺部感染

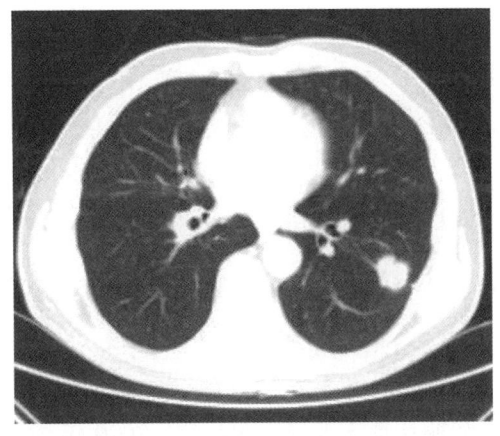

2018年7月24日行手术治疗。术后病理诊断示腺癌，每3月进行一次规律随访，其间未见复发及转移。以下是2020年5月25日胸部CT：原发灶稳定。

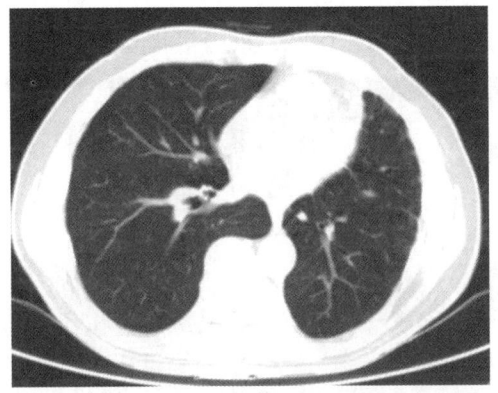

2020年5月25日和2020年8月26日胸部CT发现：左胸壁皮下见软组织结节，大小约2.4cm×1.4cm，患者选择继续随访。

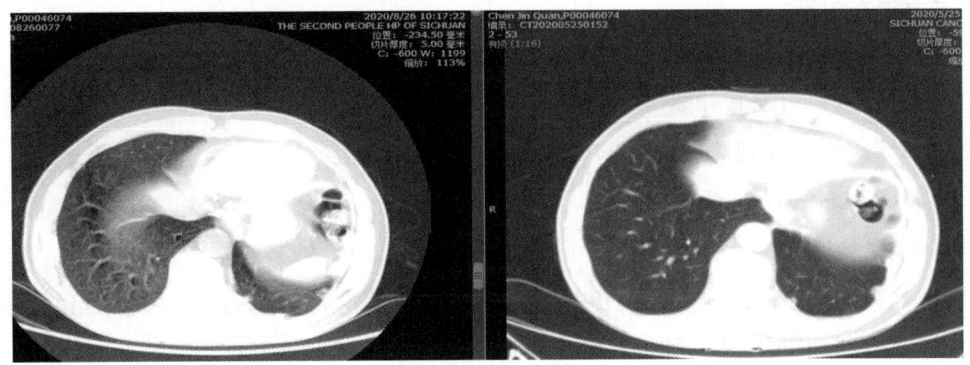

3月后（2020年11月27日）再次行胸部增强CT+三维重建，与2020年8月26日旧片相比：双肺弥漫多发粟粒性结节影，以右肺为著，较前明显增多，待排转移，左胸壁皮下软组织结节，同前相似。左锁骨上区、食管旁见淋巴结肿大，考虑肿瘤肺内、淋巴结转移。

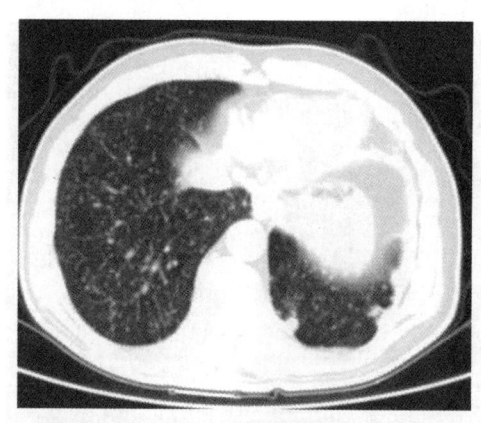

2020年12月13日开始服用奥希替尼靶向治疗。2020年12月25日左右无受凉等明显诱因患者感觉明显心累、气紧，无明显咳嗽、咳痰，无发热、咽痛、肌肉酸痛等不适。急诊胸部CT（2020年12月27日），与2020年11月27日旧片相比：左残肺及右肺中叶、下叶大片磨玻璃影，间质明显增厚，呈网格状改变，较前新增。

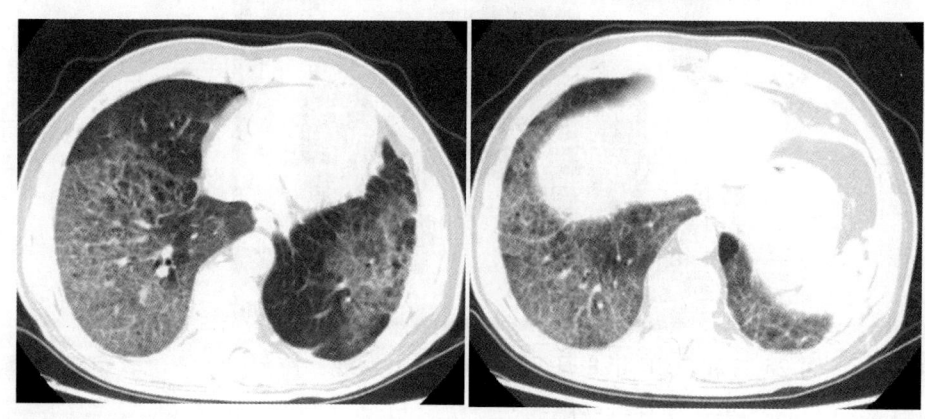

完善相关检查：

1. 炎性指标检查：

1）血常规：白细胞计数$10.05×10^9$/L，中性粒细胞计数$9.57×10^9$/L，中性粒细胞比率95.2%，淋巴细胞计数$0.61×10^9$/L。

2）PCT：＜0.1ng/mL。

2. 微生物检查：

1）呼吸道病原体八项（甲型流感病毒、乙型流感病毒、腺病毒、呼吸道合胞病毒A型和B型、肺炎衣原体、肺炎支原体、嗜肺军团菌）核酸检查：阴性。

2）新冠病毒检测：阴性。

3. BNP：206pg/mL。

诊断：

1. 药物相关性间质性肺疾病。

2. 细菌性肺炎？

给予哌拉西林钠/他唑巴坦钠抗感染、甲基泼尼松龙抗炎治疗，症状明显好转，于2021年2月4日复查胸部CT：左残肺及右肺中下叶散在炎症，较前明显减轻。

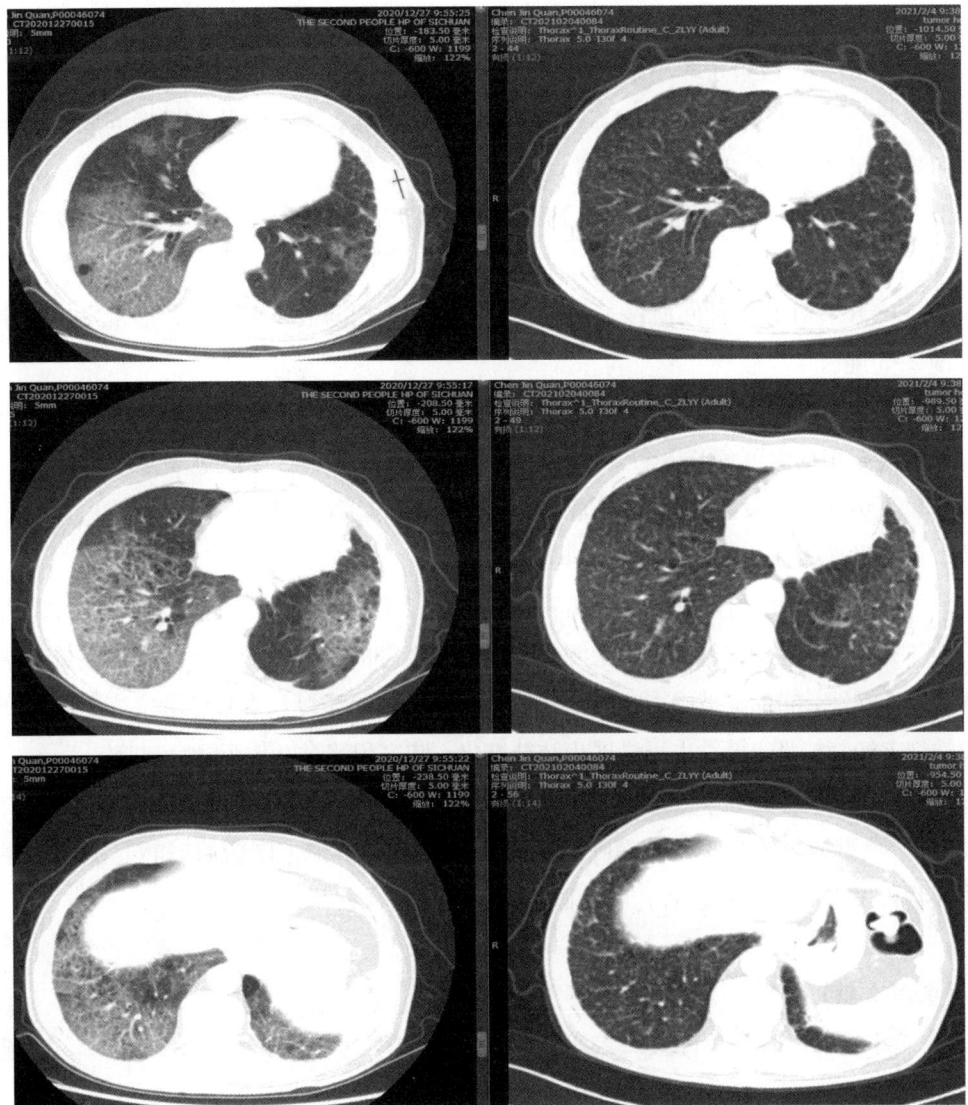

病史特点：

1. 肺部肿瘤患者，术后长期随访，未做肿瘤相关的治疗及服用中药等治疗。

2. 无受凉史，也未接触有发热、咽痛、流涕等症状患者。

3. 肿瘤复发后服用靶向药物奥希替尼约2周，出现心累、气紧，无明显咳嗽、咳痰、咽痛、肌肉酸痛、发热等典型呼吸道感染症状。

4. 胸部影像改变：双肺（以下肺为主）大片磨玻璃影，小叶间质增厚、呈网格状。

5. 激素治疗短时间病灶明显吸收。

诊断：药物相关性间质性肺疾病（DILD）（奥希替尼所致）。

因患者肺受损面积近50%，为2~3级，后续未再使用表皮生长因子受体-酪氨酸激酶抑制剂（EGFR-TKI）治疗肿瘤。

文献复习：

1. EGFR-TKI改善了非小细胞肺癌患者的生存期与生活质量，开启了非小细胞肺癌精准医学治疗。奥希替尼克服了EGFR-TKI第1代、第2代耐药及选择性问题，是全球首个批准上市的第3代EGFR-TKI。

2. 靶向药物的肺毒性通常小于1%，EGFR-TKI报道较多，日本肺毒性发生率为2%~5%，其他国家要低一些。

3. EGFR-TKI相关性间质性肺疾病发生时间可为用药数天至数周，通常发生于用药后的前2~3周[1]。

4. EGFR-TKI相关性间质性肺疾病起病方式多样，既有明显临床表现的急性或亚急性起病，甚至短期内可危及生命，也可表现为慢性隐匿起病，逐渐进展至呼吸衰竭，发现时已属不可逆转阶段。常见以咳嗽（以干咳为主）起病，伴或不伴渐进性加重的呼吸困难，可有发热等症状，临床症状不具有特异性[2]。

5. EGFR-TKI相关性间质性肺疾病胸部影像呈多样性，缺乏特异性，可有急性弥漫性间质性肺炎、闭塞性细支气管炎、隐源性机化性肺炎等的影像改变，如双肺散在或融合的斑片影或弥漫性分布的磨玻璃影或网格状改变、小叶间隔增厚、多灶性肺实变、肺实变伴牵拉性细支气管扩张，最终也可进展为肺纤维化、肺容积缩小，甚至蜂窝肺等[3]。

6. EGFR-TKI相关性间质性肺疾病临床诊断主要依靠用药史（与用药有明显的时间关系）、典型的影像改变和排除呼吸道感染、心功能不全、停药后好转、重新使用该药物症状再发（对于重症患者，临床医生一般不会再次使用该药物）等[2]。

【参考文献】

1. 施举红，严晓伟，许文兵，等. 药物性肺损伤的临床诊断与治疗 [J]. 中华结核和呼吸杂志，2007，30（3）：161-166.

2. 中国抗癌协会肺癌专业委员会. EGFR-TKI不良反应管理专家共识 [J]. 中国肺癌杂志，2019，22（2）：57-81.

3. Ter Heine R, van den Bosch RTA, Schaefer-Prokop CM, et al. Fatal interstitial lung disease associated with high erlotinib and metabolite levels. A case report and a review of the literature [J]. Lung Cancer, 2012, 75（3）：391-397.

病例提供：李达，王吕雨

审核：彭玲，赵新

第九章 急性肺水肿

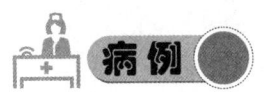

患者，女，70岁。

主诉：鼻咽癌放、化疗后 2^+ 年，肝转移射频术后10月，复发 1^+ 月。

入院日期：2018年3月13日。

病史：2015年11月13日患者因左颈后包块，行病理检查示：<鼻咽部左侧>非角化性癌。

患者治疗过程：

时间	方案	周期	疗效评估
2015.11.24 起	鼻咽肿瘤 IMRT 及图像引导：GTV 69Gy/30f 6w, 2.3Gy qd, 后局部放疗补量：IGRT GTV DT: 690cGy/3f, 230cGy/d		CR
2015.11.25/12.23	紫杉醇 180mg ivgtt d1+顺铂 40mg ivgtt d1-3	2	肾功能异常，暂停
2016.02.17	紫杉醇 180mg ivgtt d1+氟尿嘧啶 500mg ivgtt d1-3	1	骨髓抑制，感染
2017.05.03	超声引导下经皮肝恶性肿瘤射频消融术		2017年3月20日影像示：未见复发征象，但肝转移
2018.03.14	超声引导下经皮肝恶性肿瘤射频消融术		2018年2月19日影像示：未见复发征象，但肝转移

射频消融术后第1天（2018年3月15日），患者诉腹胀明显，血压72/50mmHg，血红蛋白73g/L（射频消融术前93g/L），床旁彩超示：腹腔未见积液，腹部平片示：小肠腔积气扩张。因血红蛋白明显降低，血压低，不排除消化道出血可能，又因合并肠梗阻，给予禁食并补液（当天共补液4350mL）、输血（去白细胞悬浮红细胞4U）等治疗，24小时小便量约300mL。术后第2天（2018年3月16日）患者感气

紧，即行胸部 CT：双肺血管束增多、增厚，双肺小叶间隔增厚，边界模糊，以纵隔为中心广泛渗出，部分实变，可见双侧胸腔积液、心包积液。

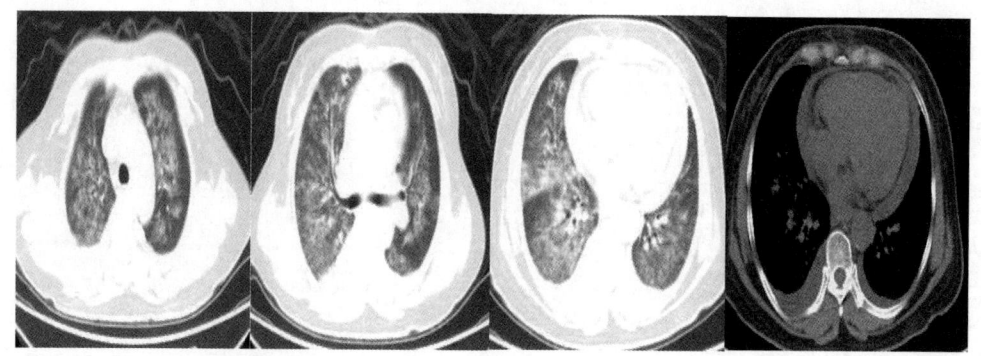

立即转入 ICU 后行相关检查：

1. 纤支镜检查：大量血性黏稠痰液。

2. 炎性指标检查：

1）血常规：白细胞计数 10.19×10^9/L，中性粒细胞计数 9.23×10^9/L，中性粒细胞比率 90.6%，淋巴细胞计数 0.60×10^9/L。

2）CRP：4.29mg/L。

3）PCT：<0.1ng/mL。

3. 微生物检查：痰及 BALF 查细菌、真菌（涂片+培养），阴性。

4. BNP：731pg/mL（明显升高）。

5. 胸腔积液生化检查：总蛋白 23g/L，腺苷脱氨酶 2.43U/L（降低），葡萄糖 9.65mmol/L，LDH 164U/L（正常）；胸腔积液常规：李凡他试验阴性，有核细胞数 160×10^6/L（漏出液）。

病史特点：

1. 肿瘤专科治疗中，因肠梗阻可能合并有出血，血压低，给予禁食、大量补液和大量输血治疗。

2. 出现气紧，咳血痰，少尿。

3. 多次痰及 BALF 行微生物检查：阴性。

4. 血象、PCT 等不支持细菌感染。

5. 胸部影像：双肺透光度减低，沿支气管血管束广泛性分布结节样、斑片样密度增高影，双肺间质增厚，边界模糊，双肺内、中带分布较明显，形成典型蝶翼征，胸腔积液、心包积液。

6. BNP 升高，胸腔积液为漏出液。

诊断： 急性肺水肿。

经利尿治疗，患者症状逐渐好转。

2018年3月26日行胸部CT：

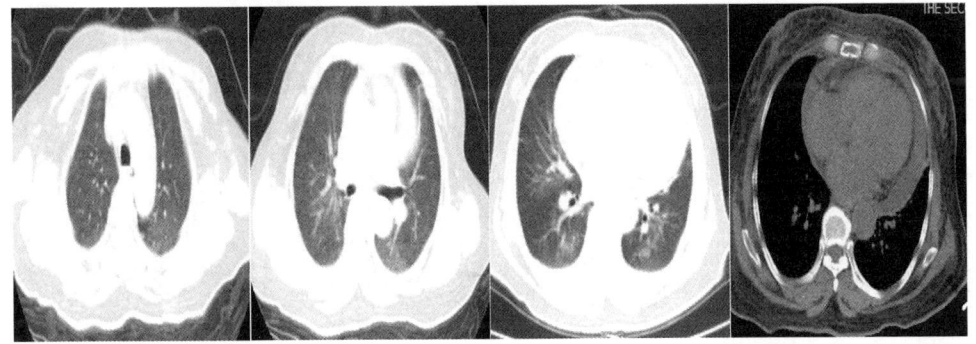

文献复习：

1. 恶性肿瘤治疗过程中，急性肺水肿是非常容易被误诊的疾病之一，部分肿瘤患者甚至否认基础心脏病史。判断急性肺水肿需要明确患者基础心脏疾病、诱发因素、症状、体征、相关检查及鉴别诊断，大部分患者需要请心脏专科医生协助诊断。

2. 液体负荷过重是老年患者发生急性肺水肿的常见原因。患者在输液治疗过程中出现心悸、气紧、咳泡沫痰或血痰、尿量减少，一定要排除液体负荷过重导致的肺水肿。

3. 急性肺水肿典型影像特征：光滑的间隔增厚，叶间裂增厚，支气管壁增厚；小叶中央、小叶性、肺泡性弥漫性磨玻璃影、实变影，可呈蝶翼征；心影增大，胸腔积液[1]。

【参考文献】

1. 马丁内斯·希门尼. 肺部高分辨率CT [M]. 2版. 赵绍宏, 聂永康, 主译. 北京：人民卫生出版社, 2019.

病例提供：李达，王吕雨，王海清

审核：彭玲，冯燮林

第十章　慢性嗜酸性粒细胞性肺炎

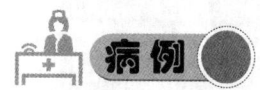

患者，女，72岁。

主诉：左乳浸润性癌（T4aN0M0，ⅢB期）术后9月，放疗后6月余，内分泌治疗后，咳嗽3⁺月。

入院日期：2021年8月16日。

病史：患者因发现左乳内侧包块，于2020年11月5日行左乳边缘包块穿刺活检，病理检查示：（左乳9点）浸润性癌。2020年11月18日在全麻下行左乳肿块扩大切除术+胸壁缺损修复术+左腋前哨淋巴结探查术+筋膜组织瓣形成术，术后病理示：<左乳肿块>浸润性导管癌，WHO Ⅱ级，可见神经侵犯。<左乳肿块>肿瘤组织免疫组化示：ER（+++，90%），PR（+++，90%），AR（-），C-erbB-2（1+），SOX-10（-），EGFR（-），Ki-67（+，10%），P53（强弱不等+，20%），CA Ⅸ（-），CK5/6（-），P63（-），E-Cad（+），P120（膜+），GATA-3（+）。术后恢复好。2021年1月5日开始针对原病灶部位行EPID引导下适形调强放疗，具体剂量：乳腺（左）CTV 2.67Gy/f、瘤床CTV2 3.2Gy/f、内乳淋巴结CTV3 2.67Gy/f，放疗15f。放疗结束后患者门诊随访。长期服用来曲唑进行内分泌治疗。

2021年4月25日行胸部CT：左乳放射区内少许斑片影，考虑放射性肺炎。患者无咳嗽等症状，未治疗。

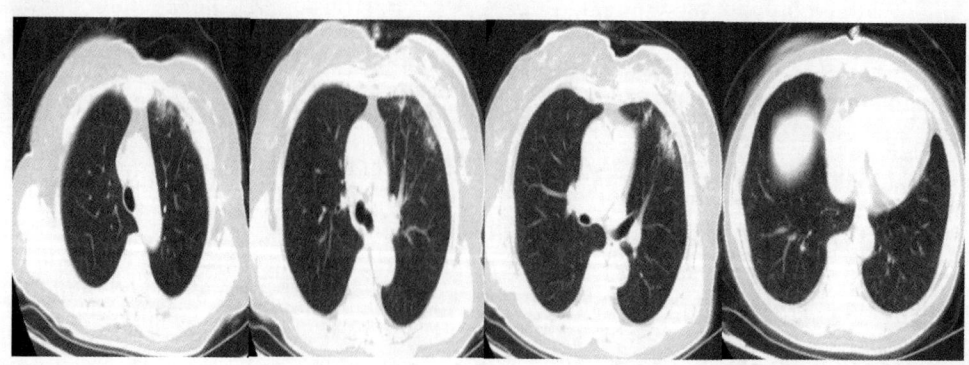

2021 年 5 月中旬，患者无明显诱因出现咳嗽，以刺激性干咳为主，无其他不适，未重视，后自觉咳嗽明显加重，伴活动后心累，于 2021 年 6 月 16 日到当地医院就诊（无当地医院胸部 CT 片），考虑：放射性肺炎。予以头孢哌啶+依替米星抗感染治疗后，咳嗽无好转，更改抗生素为头孢哌酮钠他唑巴坦钠+依替米星，加用甲基泼尼松龙 80mg qd 抗炎治疗 1 周，咳嗽症状明显缓解，出院。出院 1 周后无明显诱因再次出现咳嗽，伴活动后心累、气紧，无咳痰、发热、双下肢水肿等不适，自行服用头孢呋辛酯、莫西沙星、复方甲氧那敏胶囊后症状未见缓解。2021 年 8 月 2 日就诊于四川省肿瘤医院，行胸部 CT，与 2021 年 4 月 25 日对比：乳腺肿瘤病灶稳定，新增双肺散在斑片影、团片影及结节块状影，肺内散在实变及含气不良。

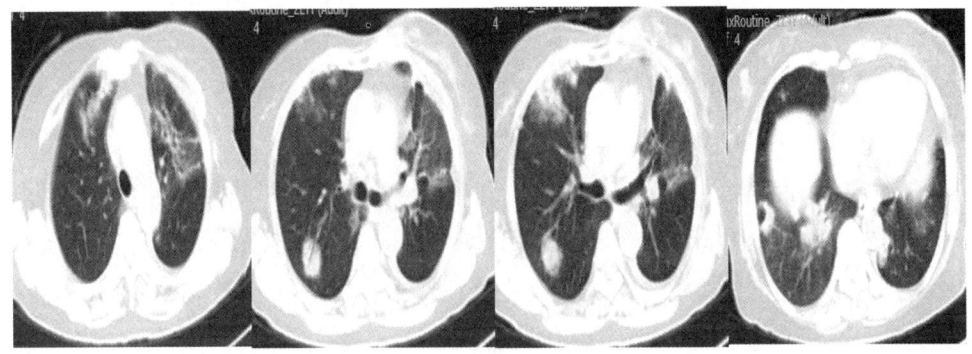

再回当地医院接受抗生素治疗 2 周，症状无改善（仍咳嗽、气紧，无咳痰），2021 年 8 月 16 日再次行胸部 CT：双肺散在斑片影、实变影及结节团块影，较 2021 年 8 月 2 日明显增多、增大。

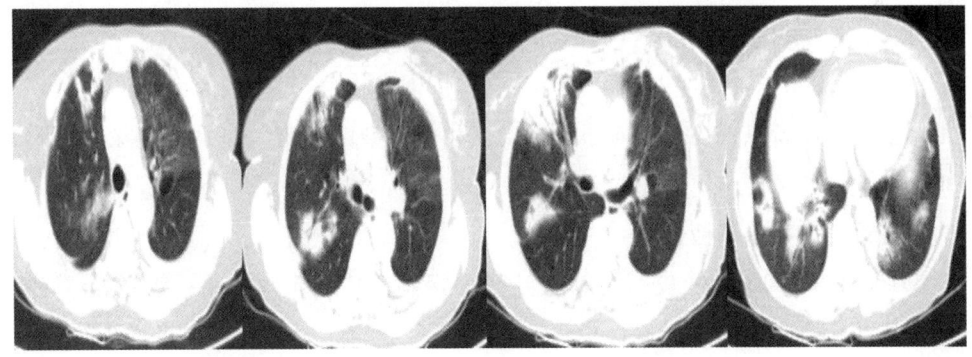

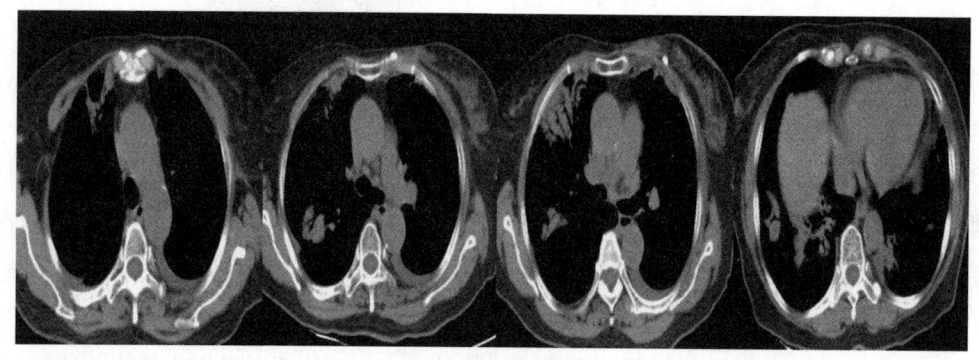

病史特点：

1. 乳腺癌患者，接受手术及术后放疗，放疗后 6 月余，长期服用来曲唑进行内分泌治疗。

2. 反复出现干咳（患者无痰，无上呼吸道分泌物），逐渐加重，伴气紧已 3 月，无发热等呼吸道细菌感染的典型表现。

3. 抗生素治疗无效，曾激素治疗有效，停用激素症状再发。

4. 影像表现：以双肺沿血管支气管束分布为主的多发、散在、形态不一的斑片影、实变影、团块影，部分实变中可见支气管充气征，支气管走行正常，无扭曲、僵直、截断影，大部分病灶靠近胸膜，纵隔淋巴结无肿大，无钙化灶。

5. 血象不高，淋巴细胞计数无降低，嗜酸性粒细胞计数不高（血常规：白细胞计数 8.32×10^9/L，中性粒细胞计数 6.05×10^9/L，中性粒细胞比率 72.7%，淋巴细胞计数 1.15×10^9/L，嗜酸性粒细胞计数 0.42×10^9/L），PCT 不高（<0.1ng/mL）。

6. 血清 G 实验结果无升高（6.21pg/mL）。

7. 肿瘤标志物正常。

根据上述临床特点，还是倾向非肿瘤病变和非感染性病变（但不能排除特殊病原体感染）。

为了确诊，完善以下检查：

1. 2021 年 8 月 18 日经皮行右肺上叶病灶穿刺活检。病理结果：①送检"右肺上叶"刷片 3 张：查见较多急、慢性炎症细胞、较多嗜酸性粒细胞及少量增生/退变的上皮细胞。②<右肺上叶占位>穿刺组织：送检少许肺组织内见嗜酸性粒细胞浸润。肺间质及肺泡腔、细支气管腔内未见纤维组织增生，未见肿瘤细胞，未见坏死性肉芽肿性血管炎。

2. 纤支镜检查及肺泡灌洗检查：<肺泡灌洗液>液基查见少许炎症细胞及上皮细胞，未见肿瘤细胞。

3. BALF 送流式细胞术检查：淋巴细胞占有核细胞 69.9%，均为 T 淋巴细胞，

CD4/CD8 5.28，未见 B 淋巴细胞和 NK 细胞，粒系细胞占有核细胞 13.8%，单核细胞占有核细胞 7.6%，未见嗜酸性粒细胞。

4. BALF 送呼吸道病原体八项（甲型流感病毒、乙型流感病毒、呼吸道合胞病毒 A 型和 B 型、腺病毒、肺炎衣原体、肺炎支原体、嗜肺军团菌）核酸检查：阴性；细菌+真菌检查（涂片+培养）：阴性。

5. BALF 送 mNGS 检测：未查见有意义的阳性结果。

通过肺组织病理检查未找到机化性肺炎、肿瘤性病变、血管炎的证据，BALF 检查也未找到病原菌感染的证据，患者居住在成都市区，非疫区，也无生食虾蟹等病史，无哮喘病史，从病史、病理、影像表现不考虑过敏性肺炎。

诊断：慢性嗜酸性粒细胞性肺炎（CEP）？

治疗：单用激素治疗。

2021 年 9 月 14 日行胸部 CT：病灶较 2021 年 8 月 16 日明显吸收。

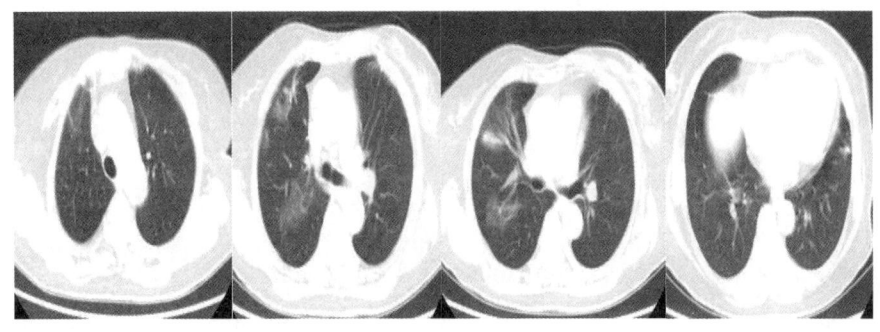

总结：

1. 该患者通过肺组织活检，排除肿瘤、机化性肺炎、血管炎等非感染性疾病；通过肺组织活检、BALF 行微生物检测（包括 mNGS）排除感染性疾病，因活检示肺组织中嗜酸性粒细胞浸润为主，给予激素治疗有效。

2. 患者外周血、BALF 中嗜酸性粒细胞计数均不高，可排除原发性嗜酸性粒细胞相关疾病，同时积极排除鼻炎、鼻息肉、哮喘、寄生虫病、过敏、变应性支气管肺曲霉病、嗜酸性肉芽肿性多血管炎、继发性嗜酸性粒细胞浸润等疾病。最后考虑诊断"慢性嗜酸性粒细胞性肺炎"还是依据肺组织病理检查结果。

文献复习：

1. 慢性嗜酸性粒细胞性肺炎常常发病原因不明，通常数周或数月内出现呼吸困难、咳嗽等症状，典型的影像改变：上叶为著，外周密度均匀的实变影，间隔增厚背景下磨玻璃影，结节或肿块（不常见），可类似肺癌[1,2]。

2. 慢性嗜酸性粒细胞性肺炎诊断依据：①病程通常大于 2 周；②肺泡或外周血嗜酸性粒细胞增加；③胸部影像示双肺外周浸润影；④排除其他原因导致的肺嗜酸性粒细

胞浸润。当临床特征典型时，病理诊断不是必需的；当上述表现不明显时，需肺活检帮助确诊[3]。

【参考文献】

1. 马丁内斯·希门尼. 肺部高分辨率CT［M］. 2版. 赵绍宏，聂永康，主译. 北京：人民卫生出版社，2019.

2. 杨菁菁，张旻，方芳，等. 病理确诊药物诱导的肺嗜酸细胞增多症1例并文献复习［J］. 中国医刊，2019，54（6）：622-625.

3. 李为民，刘伦旭. 呼吸系统疾病基础与临床［M］. 北京：人民卫生出版社，2017.

病例提供：周秋曦，刁鹏

审核：田路，彭玲

第十一章 肺栓塞

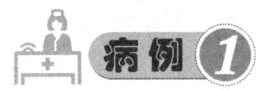

患者，男，26 岁。

主诉：胸腺瘤放疗后 10 余天，双下肢水肿 7 天。

入院日期：2019 年 7 月 10 日。

病史：2019 年 6 月 7 日患者因胸部不适于陆军军医大学第二附属医院行胸部 CT 示：右侧纵隔旁巨大肿块，双侧胸腔积液，右下肺被动型不张。2019 年 6 月 12 日患者于彩超引导下行右侧胸腔内肿物介入穿刺活检，病理诊断示：B2 型胸腺瘤，CK（上皮细胞+），CK19（上皮细胞+），CD1a（淋巴细胞+），CD99（淋巴细胞+），TDT（淋巴细胞+），CD3（淋巴细胞+），CD20（-），P63（淋巴细胞+），CD5（-），CD117（-），Ki-67（+，约 35%）。2019 年 6 月 24 日行右侧胸腔占位 IMRT 图像引导冲击放疗，冲击剂量：3Gy/5f。2019 年 7 月 3 日左右患者出现双下肢凹陷性水肿，左下肢明显，无气紧等不适。入院时深静脉血栓栓塞症风险评估（Caprini 模型）5 分。

完善相关检查：

1. 双下肢血管超声检查：左下肢腓静脉血栓。
2. D-二聚体：10.12pg/mL。

入院后接受那屈肝素抗凝治疗，但 2019 年 7 月 16 日患者突然诉明显心累、气紧。立即行：

1. 血气分析：pH 7.48，$PaCO_2$ 38.0mmHg，PaO_2 40.0mmHg，PaO_2/FiO_2 259mmHg。
2. CT 肺动脉造影（CTPA）检查：左肺动脉主干及其主要分支管腔内肺栓塞征象。

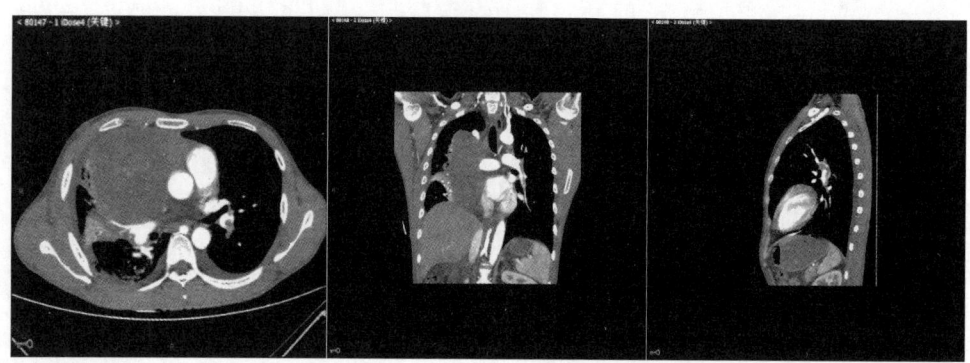

文献复习：

1. 恶性肿瘤并发肺栓塞的风险非常高，发生率为4%–20%，肿瘤患者深静脉血栓发生率是非肿瘤患者的2–7倍[1]。

2. 肺栓塞的栓子主要源于下肢深静脉血栓[2]。

3. 恶性肿瘤患者出现突发气紧或不明原因气紧或深静脉血栓栓塞症风险评分高的气紧或猝死等时，几乎都应该考虑排查肺栓塞。

4. D-二聚体阴性在急性肺栓塞的排除诊断中有非常高的价值[1]。

5. CT肺动脉造影是确诊肺栓塞的首选检查方法，另外核素肺通气/灌注（V/Q）显像、磁共振肺动脉造影、肺动脉造影都是影像诊断肺栓塞的方法。

【参考文献】

1. 中国临床肿瘤学会肿瘤与血栓专家委员会. 肿瘤相关静脉血栓栓塞症预防与治疗指南（2019版）［J］. 中国肿瘤临床，2019，46（13）：653–660.

2. Wolfe TR, Allen TL. Syncope as an emergency department presentation of pulmonary embolism［J］. The Journal of Emergency Medicine，1998，16（1）：27–31.

病例提供：梁靖媛，周秋曦

审核：田路，彭玲，周鹏

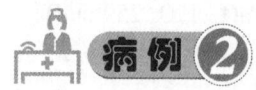

患者，男，79岁。

主诉：下咽癌放疗后4月余，气紧伴咳嗽、咳痰1月余。

入院日期：2021年8月11日。

病史：2021年2月3日因吞咽疼痛、呛咳行钡餐检查示：咽喉充盈缺损，考虑肿瘤性病变；活检病理诊断示：鳞癌。患者即行放疗，至2021年3月24日放疗结束。放疗后未做其他抗肿瘤治疗，门诊随访。2021年7月初，患者无明显诱因出现气紧，稍有咳嗽、咳痰，先未重视，后气紧加重伴双下肢水肿，就诊于当地医院，诊断：慢性支气管炎、肺气肿、心脏增大。予以抗感染、布地奈德/福莫特罗等治疗，疗效欠佳。2021年8月11日以"下咽癌、心功能不全"收入四川省肿瘤医院。

既往史：否认高血压病、冠心病、糖尿病、慢性阻塞性肺疾病、哮喘等病史。吸烟15年，平均20支/天，已戒烟35年。饮酒50年，以饮用白酒为主，平均180g/d，戒酒8月。

入院完善相关检查：

1. 血气分析：pH 7.43；$PaCO_2$ 45.0mmHg；PaO_2 66.0mmHg；$PA-aDO_2$ 100mmHg；PaO_2/FiO_2 200mmHg。

2. D-二聚体：1.03μg/mL。

3. 肌钙蛋白Ⅰ：0.075ng/mL。

4. BNP：892.0pg/mL。

5. 心脏超声：RA 64mm×51mm，LA 32mm，RV 41mm，LV 34mm，MPA 35mm，RPA 23mm，肺动脉明显增宽，右房右室明显增大，左室小，比例失常。

6. 双下肢彩超：无深静脉血栓。

7. 心电图：

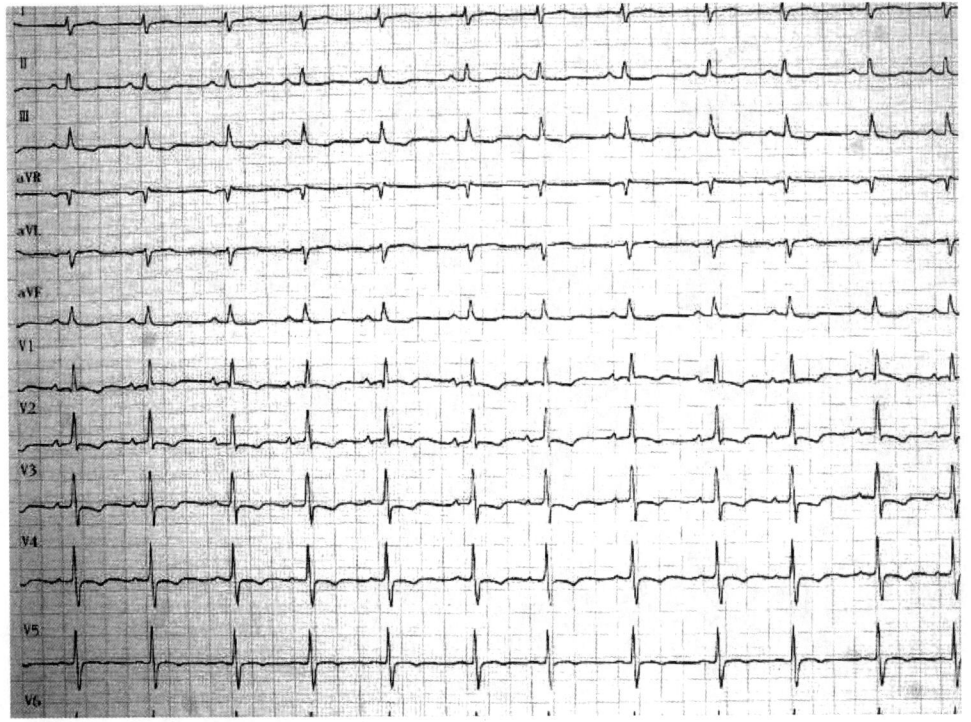

病史特点：

1. 下咽癌放疗后 4 月余。
2. 气紧症状逐渐加重 1 月余，咳嗽、咳痰症状不明显，后期伴有双下肢水肿。
3. 外院诊断：慢性支气管炎、心功能不全，但治疗效果不佳。
4. 患者无高血压病、冠心病、糖尿病、慢性阻塞性肺疾病、哮喘等病史。
5. 低氧血症，无二氧化碳潴留，BNP 升高，肌钙蛋白 I 轻微升高，D-二聚体稍升高。
6. 心脏超声、心电图检查结果均指向右心负荷明显增加，右肺动脉明显增粗。

诊断：

1. 慢性阻塞性肺疾病，肺心病？
2. 肺栓塞？
3. 下咽癌放疗后。

患者否认慢性咳嗽、气紧病史，外院按慢性阻塞性肺疾病治疗效果不佳，已戒烟 35 年，虽尚未行肺功能检查，但诊断慢性阻塞性肺疾病依据不足。患者有肿瘤病史，虽 D-二聚体仅稍升高，但仍需要排除肺栓塞。

CT 肺动脉造影示：右肺动脉干及其数个分支内充盈缺损，考虑血栓形成；肺动脉主干及左右肺动脉干增粗，右肺动脉干为甚，右心房室增大。

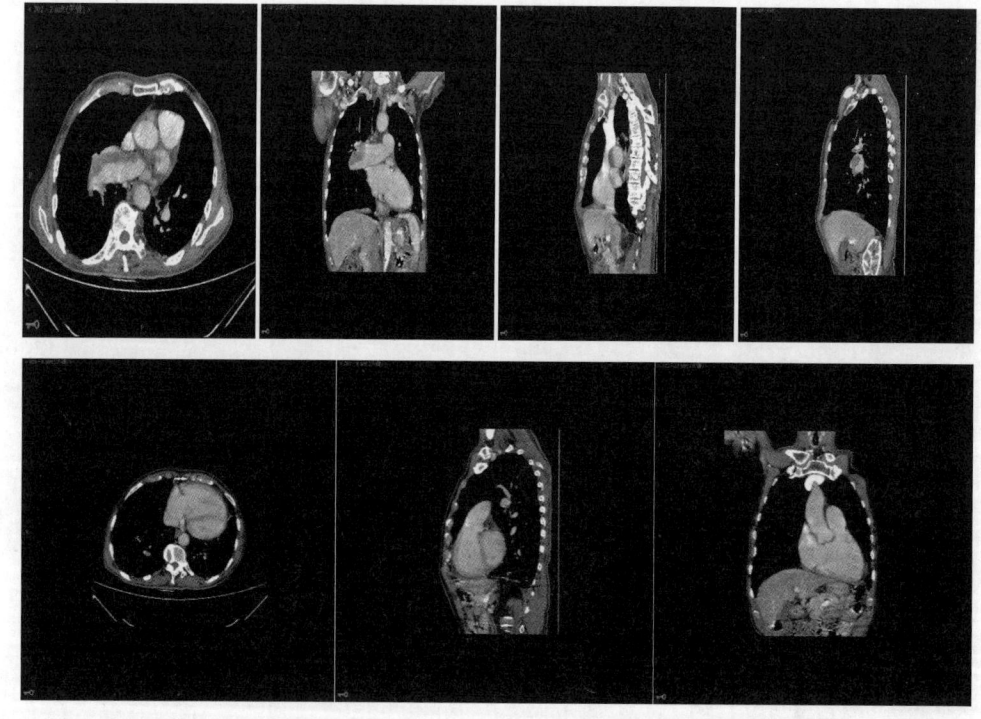

修正诊断:

1. 肺栓塞(危险分层中高危)[1]。
2. 下咽癌放疗后。

抗凝治疗,患者气紧症状快速缓解。

文献复习:

1. 恶性肿瘤患者常因疾病本身或合并、并发一些疾病(如慢性阻塞性肺疾病、慢性心功能不全、肺栓塞等)出现气紧、咳嗽等不适,这些症状可能在肿瘤治疗过程中持续存在或亚急性、急性加重。临床医生对相关症状病因进行分析时容易先入为主,导致误诊或漏诊。

2. 掌握疾病常见特性,如恶性肿瘤患者容易并发深静脉血栓,慢性阻塞性肺疾病患者一般有长期慢性咳嗽、咳痰、气紧等病史,心功能不全患者常有基础心脏病史和(或)诱发心功能不全的因素等,有利于临床医生做出正确判断。

3. 足够的知识储备,批判性的临床思维是精准鉴别诊断的前提。

4. D-二聚体阴性对排除急性肺栓塞有重要的价值,但对亚急性、慢性肺栓塞排除价值有限。肺栓塞的诊断不难,难在不容易考虑到[2]。

【参考文献】

1. 李为民,刘伦旭. 呼吸系统疾病基础与临床[M]. 北京:人民卫生出版社,2017.
2. 中国临床肿瘤学会肿瘤与血栓专家委员会. 肿瘤相关静脉血栓栓塞症预防与治疗指南(2019版)[J]. 中国肿瘤临床,2019,46(13):653-660.

病例提供:周秋曦,王吕雨
审核:彭玲,周鹏,王捷